SCIENCE

岩波科学ライブラリー 246

脳をどう蘇らせるか

岡野栄之

岩波書店

はじめに

今、まさに再生医療への注目がますます高まっています。実際、この十数年間で、日本は再生医療大国と言えるほどの急成長を示しました。この急成長の裏には、まさに国をあげての政策、そして研究者サイドでは、基礎研究と応用研究の見事な連携があったと思います。二〇〇〇年には、理化学研究所発生・再生科学総合研究センター（現在、多細胞システム形成研究センター）が、二〇〇一年には日本再生医療学会が創設され、二〇〇六年には、山中伸弥先生らのグループによるマウスiPS細胞の樹立論文の発表、翌二〇〇七年には同グループによるヒトiPS細胞の樹立論文の発表を経て、二〇一二年に山中先生がノーベル生理学・医学賞を受賞されるに至りました。

さらに二〇一三年一一月には、「再生医療等の安全性の確保等に関する法律」が制定され、薬事法が「医薬品、医療機器等の品質、有効性及び安全性の確保等に関する法律（薬機法）」へと変わり、再生医療にかかわる法体系が大きく変わりました。二〇一四年一一月にはこれらの法律が施行され、世界的にも注目を集めています。

また、二〇一四年九月には、加齢黄斑変性症を対象として、iPS細胞を用いた再生医療の、世界で初めての臨床研究が実施されました。その後も日本では、パーキンソン病、脊髄損傷、血小板減少症を対象とした臨床研究や治験の開始が計画されており、世界をリードする展開を示しています。

一方、このようなまさに再生医療のブーム真っ盛りの中で、これまで根本的な治療法のなかった中枢神経系(脳と脊髄)の疾患に対して、新しい治療法として、改めて再生医療に期待が高まっています。とは言え、中枢神経系の再生医療が、最近のブームの中で忽然と現れてきた訳ではなく、長年の神経発生や神経幹細胞の基礎研究に裏打ちされ、そしてiPS細胞技術を含めた新しい幹細胞生物学の粋や最新技術を取り入れて、新しい潮流を生みだそうとしている訳です。本書では、そうした息吹を読者の皆様にお伝えしたいと思います。

目次

図＝川野郁代

1 脳は蘇らないのか

緻密で脆い中枢神経系

脳と脊髄を併せて中枢神経系と言います。中枢神経系を構成する細胞には、ニューロン（神経細胞）と、それを支えるグリア細胞であるアストロサイトとオリゴデンドロサイトがあり、これらが非常に複雑かつ秩序立った細胞社会を構築しています（図1・1）。

例えば、ニューロンはシナプスという構造を介してほかのニューロンと機能的に結合し、高度な機能を発揮する神経回路を形成します。アストロサイトは近接したニューロンとの物質のやりとりを通して、イオン濃度の調節やエネルギーの合成や貯蔵にかかわっていますし、オリゴデンドロサイトはニューロンの突起（軸索あるいは樹状突起）を電気的に絶縁するミエリンという構造を形成して、ニューロンの突起内の電気信号の伝播をいちじるしく速くするなどの働きをしています。

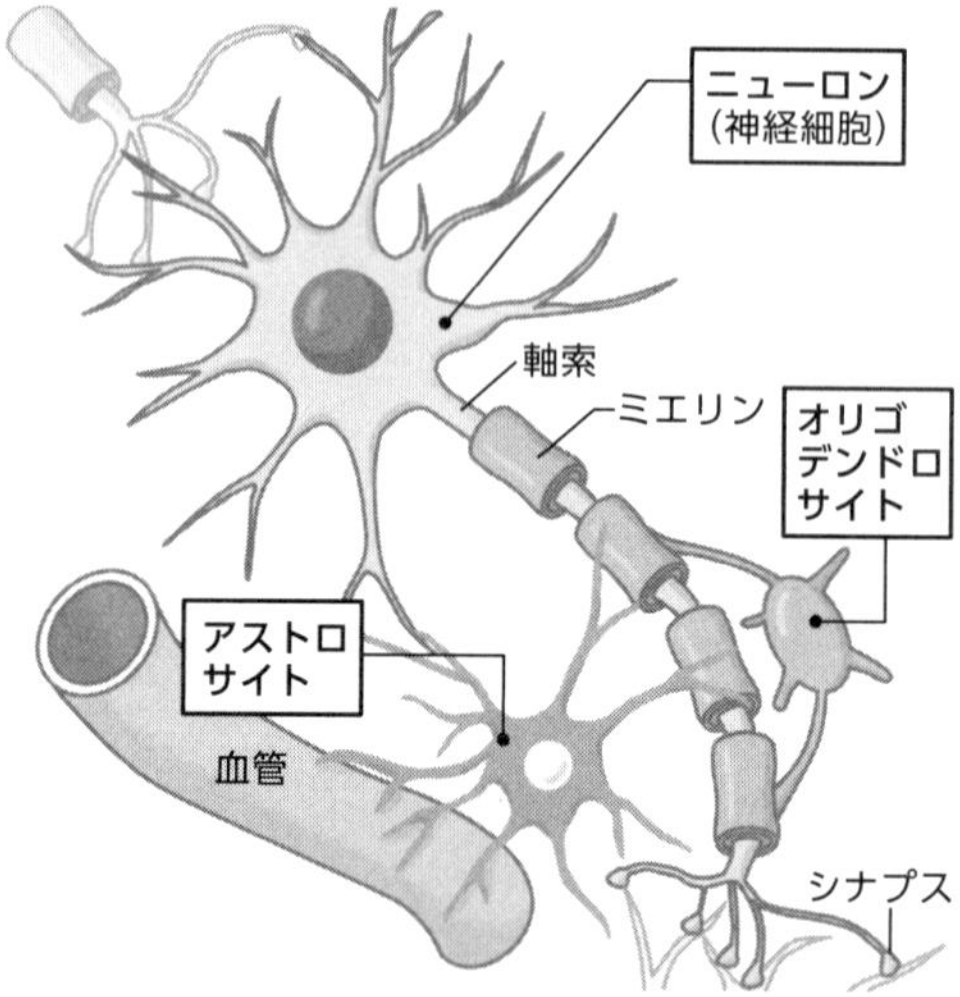

図 1.1　ニューロン・アストロサイト・オリゴデンドロサイト

これらの細胞は、さまざまな細胞間（ニューロンとニューロン、ニューロンとグリア、グリアとグリア、グリアと血管）の相互作用を介して、中枢神経系の知情意を含めた高次の精神活動や、運動、知覚などさまざまな機能を担っています。

ところが、中枢神経系は、精密機械のように緻密な構造と高度な機能を持つ一方で、損傷などに非常に脆い、すなわち再生能がきわめて低いということが知られています。このため、長年いったん成熟した成体の中枢神経系は再生されることはないと考えられてきました。

カハールのドグマ

神経系の細胞構築を詳細に記載した業績で一九〇六年にノーベル生理学・医学賞を受賞し、

神経解剖学の巨星と言われるサンティアゴ・ラモン・イ・カハールは、『神経系の変性と再生』という晩年の著書の中で「いったん発育期が終わると、神経系の細胞の成長や再生の源泉は、非科学的に枯渇してしまう」と記載しています。

この「損傷した成体哺乳類の中枢神経系は再生しない」という概念は、「カハールのドグマ」と呼ばれ、一般人や科学者、医師などの立場を問わず、長年いわば常識として受け入れられてきました。これは、中枢神経系を構成するニューロンに分裂する能力がないこと、そして、成体の中枢神経系では、軸索の再生さえできないことや、ほかのいくつかの原因によるものと考えられます。

しかし、カハールが、この著書の次の文で、「この冷酷な絶対真理をもし変えることが可能であるとするならば、それは将来の科学である」という人類愛に満ちたメッセージを送っていることは、注目に値するでしょう。

カハールにとって未来の科学者である私たちは、このブレイクスルーをどのようにしたら達成できるのでしょうか。この「中枢神経系の再生」は、本書のメインテーマであり、まさに私にとってライフワークとなったのです。

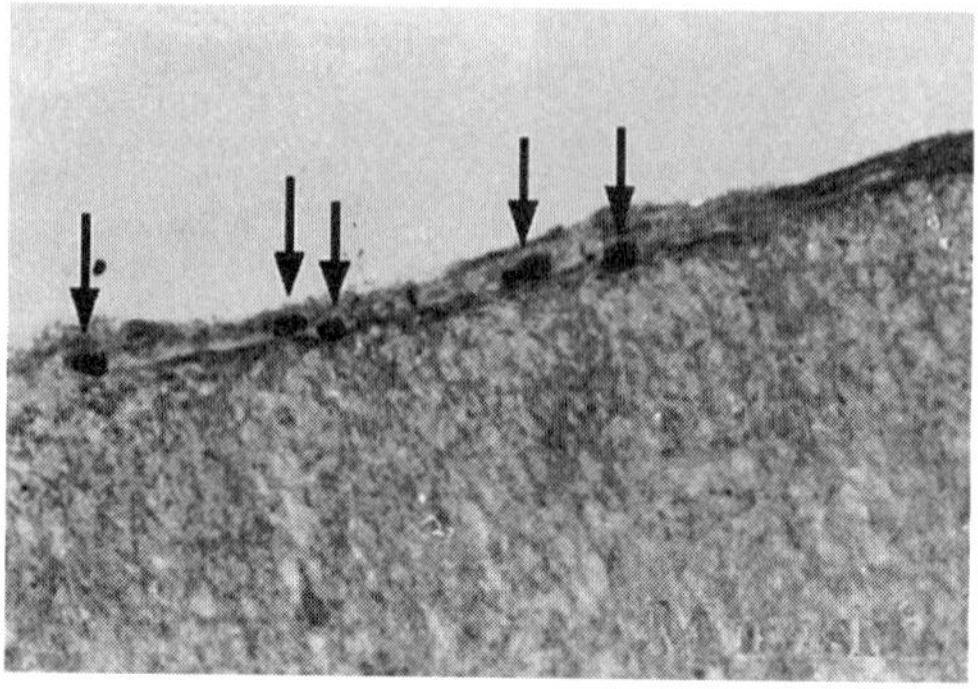

図 1.2　成体の脳の神経幹細胞．27 歳男性の難治性てんかん患者から治療目的で摘出された手術標本を，ムサシ 1 に対する抗体で免疫染色したもの．側脳室周辺の脳室下体にムサシが認められ（矢印の先の黒い部分），神経幹細胞の存在が確認された．（Pincus, D. et al.: Ann. Neurol., 43: 576–585, 1998 より）

パラダイムチェンジ

二〇世紀の終わりに、カハールのドグマを一八〇度転換するような発見が続きました。

私たちが見つけたムサシ（Musashi）という分子が、神経系を生みだす神経幹細胞を特徴づけるマーカー分子であることがわかり、哺乳類の成体の脳にも神経幹細胞が存在することが明らかになったのです。

さらに私たちは、アメリカのコーネル大学医学部のスティーブン・ゴールドマンと共同研究を行ない、一九九八年にはムサシを指標に、成人の脳内に神経幹細胞が存在することを初めて明らかにすることができました（図１・２）。そして、この部分から取り出した細胞を培養し、実際にニューロンに分化させることにも成功しています。

神経幹細胞は、神経系を構成する細胞を生みだすもとになる細胞です。この細胞が成人の脳に存在するということは、成人の脳でも中枢神経系の細胞が生みだされる可能性があるということを意味しています。

厳密には、ムサシが特徴づける細胞は、神経幹細胞なのか、もう少し分化の進んだ前駆細胞なのか、議論の余地がありますが、この本では、特にこれらを区別せず両者をまとめて、神経幹細胞と記します。

そして、同じ年に、スウェーデンのピーター・エリクソンのグループとアメリカのソーク研究所のフレッド・ゲージのグループが、成人の脳においても海馬という領域で神経が新しく作られていることを初めて示しました。

がんの増殖をモニターするという臨床研究で、がんの末期の患者さんにＤＮＡの材料になれるブロモデオキシウリジン（BrdU）という物質を取り込んでもらい、亡くなった後に脳を解剖してこの物質を取り込んだ細胞、つまり、新しく作られた細胞を調べたところ、脳の中の海馬という領域でニューロンが新しく作られていることが明らかになりました。

この二つの結果を併せて考えると、成体のヒトの脳にも神経幹細胞が存在し、少なくとも海馬という部位においてはニューロンの新生が起きているということがわかります。これは、これまで再生能力がないと思われていた成人の脳にも、もともと（内在性の）神経幹細胞が存在し、部分的にであったにせよ、再生能力があるということを意味しています。

こうした一連の研究で、再生しないとされていた中枢神経系を再生できる可能性が見えてきたのです。以来十数年、私たちは、神経幹細胞を使って脳や脊髄といった中枢神経系を蘇らせるための研究に取り組んできました。

中枢神経系を蘇らせるには

では、どうすれば、脳や脊髄を蘇らせることができるのでしょうか。中枢神経系を再生すると言っても、さまざまな観点から考える必要があります。

古くは神経回路の再生、つまり神経線維(軸索)の再生のみを意味していましたが、私は、(1)神経軸索の再生、(2)神経系を構成する細胞の補充、(3)機能回復、の三点が中枢神経系の再生を考える上で重要なポイントだと考えています。

中枢神経系では、ニューロンの軸索(最も長い突起)が損傷を受けたり切断されたりした場合、末梢神経系とは異なり、その軸索が再生して再びつながることはないと考えられてきました。これにはいくつかの理由がありますが、近年、損傷した中枢神経系には、軸索が伸びていくのを邪魔するさまざまな分子があることがわかってきました。さらに、これらの分子が具体的に明らかになり、この働きを阻む物質の開発が進んでいます。詳しくは、4章と5章で紹介します。

二つめの、神経系を構成する細胞を補充するといっても、ニューロンには分裂能力がありませんので、神経系を作るもとになる細胞である神経幹細胞が鍵を握ります。神経幹細胞については2章で紹介します。

三つめの機能回復が実際の医療の現場で重要なことは容易に想像がつくでしょう。リハビリテーションはまさにこの機能の回復を目指しています。

では、この三つの概念を含んだ中枢神経系の再生はどのようにすれば達成することができるのでしょうか。研究を進めていくと、中枢神経系を再生することは発生現象を再現することにほかならないことがわかってきました。

中枢神経系の発生で最初に起きるイベントは、神経系を構成していく細胞が作られること、すなわち、神経幹細胞が誘導されてくる過程です。この神経幹細胞を活用して、中枢神経系の発生の過程の一断面でも再現することが、中枢神経系の再生を起こすことにつながると期待されます。このような理由から、私たちは神経幹細胞に着目して中枢神経系の再生の研究を行なうことにしました。

そして、先ほど述べたように、大人の脳にも、神経幹細胞が存在し、神経が新しく作られているということがわかってきました。このことは、神経を再生するために、神経幹細胞を補うことを考える場合、その方法として、(1)脳に存在している神経幹細胞を再び増殖させる方法（内在性の神経幹細胞の活性化）と（2）外から神経幹細胞を移植という形で補うこと（神経幹細胞の移植）の二つの方法があることを示しています。

これらについて、これから少しずつ詳しくお話ししたいと思います。

2　鍵を握る神経幹細胞

神経幹細胞とは？

中枢神経系の再生を考えるとき、その鍵になるのが、神経系を構成していくもとになる細胞、神経幹細胞だと述べました。そもそも神経幹細胞とは、どういう細胞なのでしょうか。

神経幹細胞は、一つの細胞からニューロン(神経細胞)、アストロサイト、オリゴデンドロサイトといった中枢神経系を構成するさまざまな細胞を作りだすという能力(多分化能)と、未分化な状態、すなわち神経幹細胞として増殖するという能力(自己複製能)を併せもつ細胞です(図2・1)。

ニューロン自身は、分裂する能力がないために、事故や病気で中枢神経系のニューロンが失われた場合、二度と補充されないものと考えられてきました。これが、いったん成熟した中枢神経系は再生しないと言われた大きな理由の一つです。しかし、前の章で述べたように、

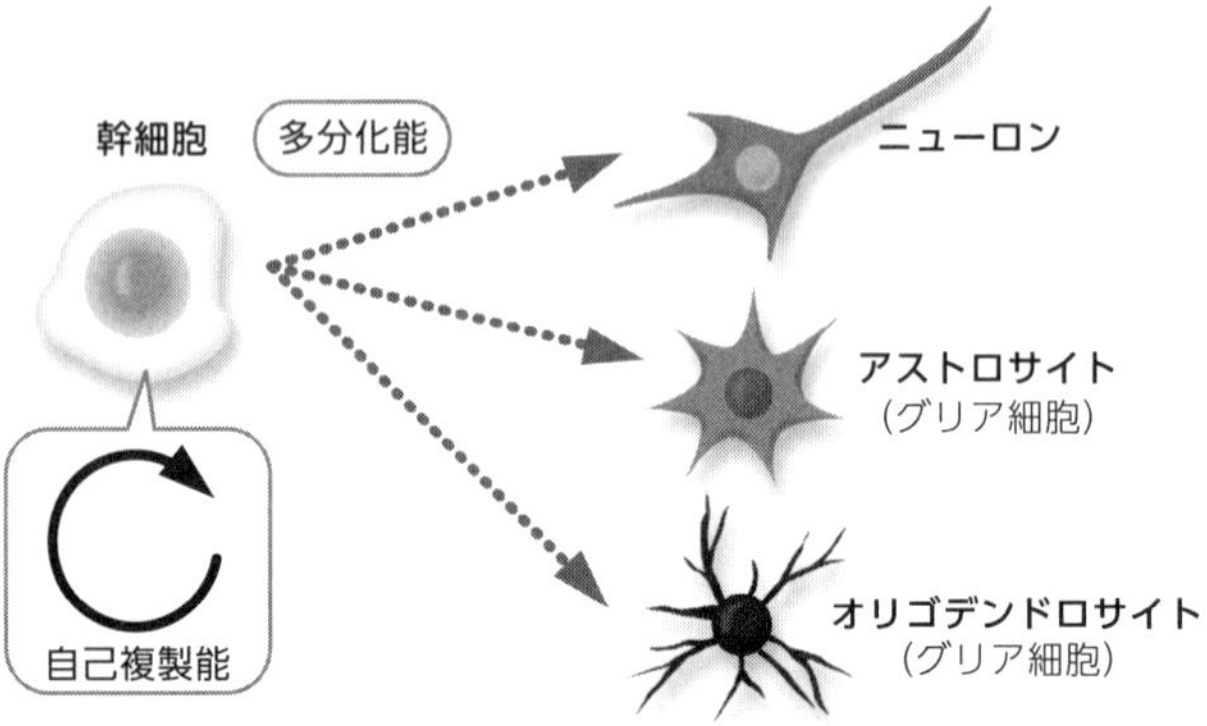

図 2.1　神経幹細胞の概念

成体の中枢神経系にもともと（つまり内在性の）神経幹細胞があるのならば、話は違ってきます。

この内在性の神経幹細胞が分裂し、新しいニューロンを生みだし、それが脳や脊髄のニューロンネットワークに機能的に組み込まれれば、理論的には、事故や病気で失われた中枢神経系のニューロンも補充され、機能的にも回復できるはずです。それなのに、なぜいったん損傷した中枢神経系は二度と再生しないと言われてきたのでしょうか。

神経系が作られていく過程を紹介しながら、この問題に答えていこうと思います。そして、内在性の神経幹細胞を用いた神経再生について考えます。

動物の体は幹細胞から作られる

動物の体が作られていく発生の過程は、最初は受精卵からはじまり、単純な状態がどんどん複雑化し

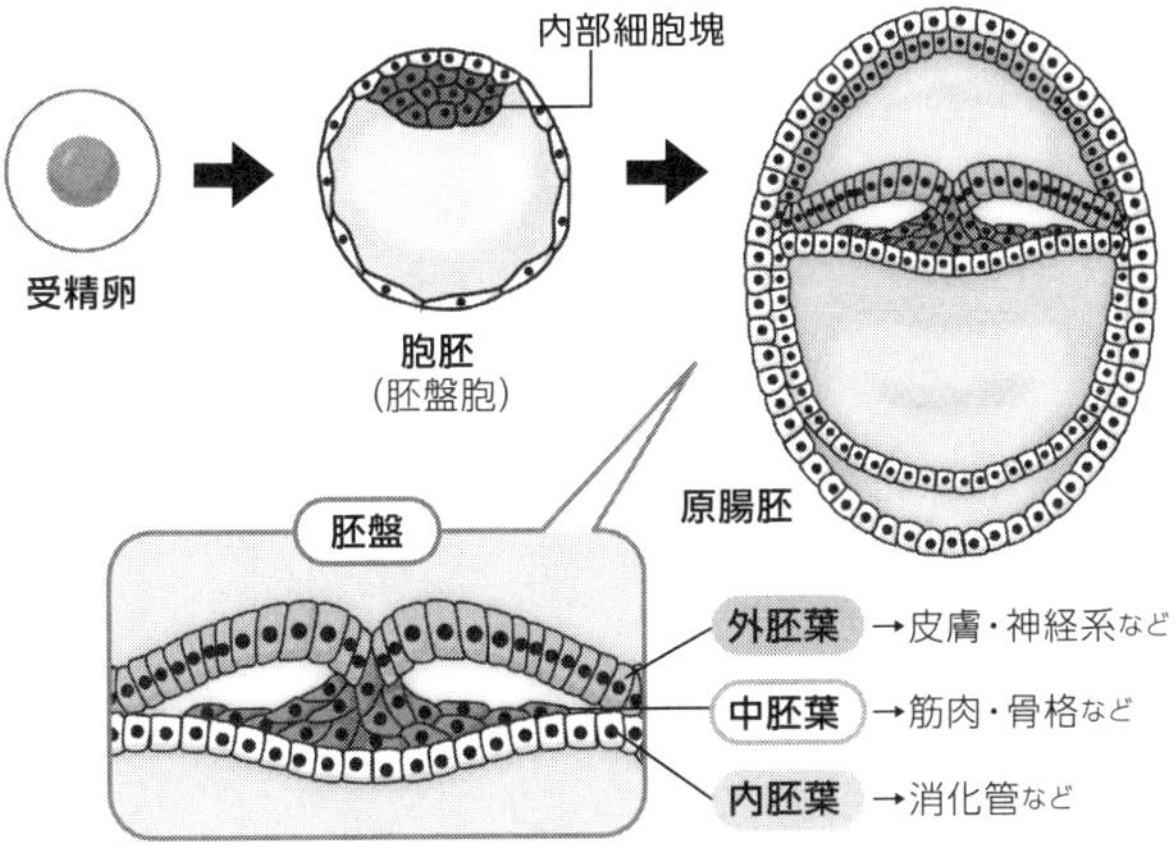

図 2.2　哺乳類の初期発生

ていきます(図2・2)。

ヒトの場合、受精後五・五日ぐらいしますと、受精卵は、将来私たちの体を構成するあらゆる細胞を作りだす細胞が存在する「内部細胞塊」と、将来胎盤になる領域とに分かれます。そして、その内部細胞塊から、内胚葉、中胚葉、外胚葉という三つの構造が形成され、さらに、内胚葉からは消化管、中胚葉からは筋肉や骨格、外胚葉からは皮膚や神経系といったように、それぞれ決まった臓器や器官が作られていきます。

内部細胞塊に存在する細胞は、その一つ一つが内胚葉・中胚葉・外胚葉のいずれにも分化する能力を持っていますので、いわゆる「多能性幹細胞」です。ちなみに、この細胞をシャーレで培養したものが、後で紹介するES細胞(胚性幹細胞)です。

動物の体が作られるときには、この多能性幹細胞から、例えば、血液を作る幹細胞、神経を作る幹細胞、消化管上皮を作る幹細胞と、ある特定の臓器を作る幹細胞ができてきます。これらを「体性幹細胞」と呼んでいます。この体性幹細胞が、何回も分裂してそれぞれ組織や器官を作り、やがて大人になると、人間の場合六〇兆個の細胞からなる非常に複雑な個体ができあがってくるのです。

さらにこの体性幹細胞の子孫は、成熟した個体でも、いろいろな臓器で、ニッチというところに隠れて存在し続けます。そして一生にわたって新しい細胞を作りだし、私たちの体の恒常性(ホメオスタシス)を保つために重要な役割を果たしています。

神経幹細胞はこうした体性幹細胞の一つですが、神経幹細胞の場合は、ニューロンを作った後でグリア細胞を作る細胞になってしまい、神経幹細胞そのものは残っていない、だから傷ついた中枢神経系は再生しないと考えられていました。

神経系の発生と神経幹細胞

神経系が作られていく様子を、もう少し詳しく見てみましょう。

受精卵が分裂を繰り返し、内胚葉、中胚葉、外胚葉という三つの構造が作られますが、中枢神経系は外胚葉からできてきます。

ヒトでは受精後一八日ころに、外胚葉の中で将来神経系になる部分が、スリッパのように分厚くなり、「神経板」という構造を作ります（図2・3）。外胚葉から神経板が作られていく現象は、「神経誘導」と言われますが、これは神経幹細胞ができる現象であると言い換えてもよいと思います。

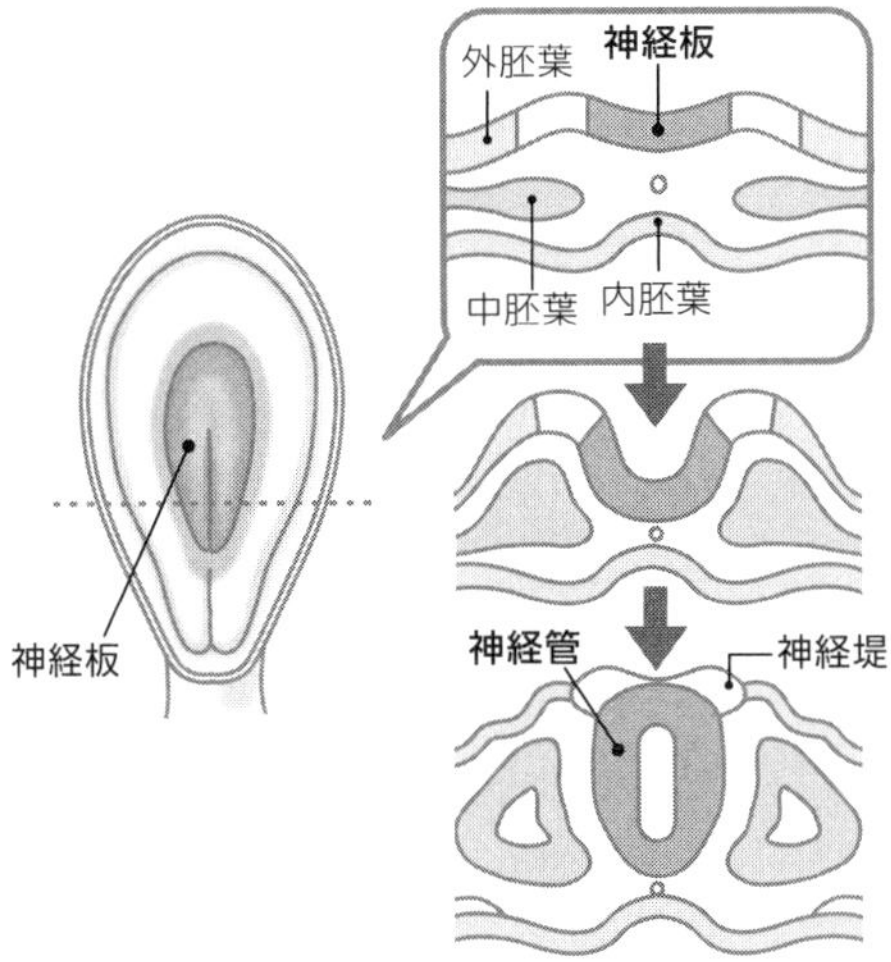

図 2.3　神経系の発生

その後、その対称軸（正中線と言います）を中心にV型に折れ込んだ構造となり、やがて正中線から少し離れた左右の領域が融合して「神経管」という一本の管状の構造を作っていきます。管の中の空洞部分は「脳室」と呼ばれ、将来脳脊髄液に満たされることになります。神経管はやがて曲りくねっていくつかの箇所が膨れ、大脳皮質、間脳（視床、視床下部など）、小脳、脳幹（橋、中脳、延髄）、脊髄といった構造を作ります。

この間、これらのどの領域においても、

神経幹細胞は、神経管の内側、脳室の周囲に存在していることが知られています。

ちなみに、末梢神経系は、神経管からは作られません。神経管が包みこまれていくとき、つまみとられず残された境界部分は「神経堤」と呼ばれ、神経管が閉じた後、この部分の細胞はぱらぱらと離れて「間葉細胞」となり、体中に散らばっていきます。感覚神経、自律神経などの末梢神経系や色素を作る細胞(色素細胞)やアドレナリンというホルモンを作る副腎髄質はこの細胞から作られます。

神経幹細胞のふるまい

中枢神経系が作られていく過程を見ていくと、神経幹細胞は、発達段階によってそのふるまい方を三段階に変えていきます(図2・4)。

初期には、神経幹細胞は、一つの神経幹細胞が二つの神経幹細胞を生みだすという対称性の分裂パターンで数を増やしていきます(I期)。

その後、神経幹細胞は、分裂パターンを対称性から非対称性へと変えます(II期)。つまり、一つの神経幹細胞が分裂すると、一つは神経幹細胞、もう一つは別の細胞を生みだすようになります。この別の細胞とは、ニューロンそのものか、ニューロンへ分化しかかった前駆細胞です。このようにII期では、神経幹細胞は非対称性の分裂を続け、神経幹細胞を複製しながら、ニューロンを産生します。そして、Ⅱ期の終わり頃までには、ニューロンの産生はおおかた終了します。

神経幹細胞は、ニューロンの産生に引き続き、グリア細胞を産生し始めます(Ⅲ期)。そして、グリア細胞の産生が始まるころには、神経幹細胞はグリア細胞を作る前駆細胞になり、ニューロンを産生することはできなくなると考えられてきました。

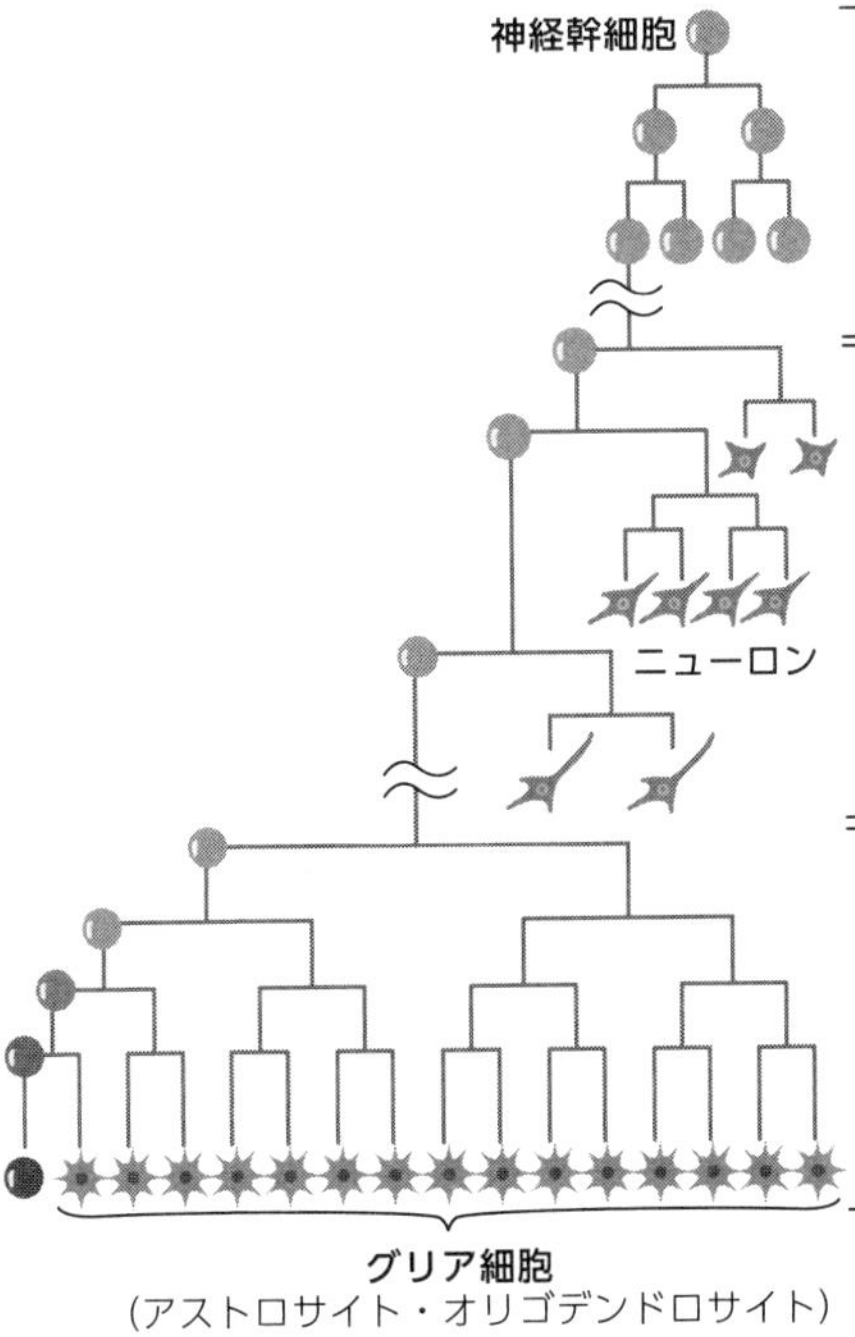

図2.4　神経幹細胞のふるまい. (Temple, S.: Nature, 414: 112–117, 2001 に基づいて作成)

このように、ニューロンは神経幹細胞から生みだされますが、生みだされたニューロンには分裂する能力がなく、また、ニューロンを生みだした神経幹細胞はグリア細胞を生みだす細胞になってしまうために、失われたニューロンは二度と補充されないと考えられていたのです。

ところが、その後の研究で、神経幹細胞は、生後、さらには成体になっても、主に脳室周囲部に存在し続けることが明らかになりました。生まれるまでの胎生期には、神経幹細胞は脳室に面した部位に豊富に存在していますが、脳が発達するにつれて減少していきます。しかし、側脳室に面した脳室下帯などには、成体になっても神経幹細胞が存在していることがわかってきたのです。

ただ、神経系の発生の研究は歴史が古いためか、神経幹細胞は、発生過程でさまざまな名前で呼ばれています。神経管形成期の前後は「神経上皮細胞」と呼ばれ、消化管などの表面の細胞、すなわち上皮細胞のような形態をしています。神経管が閉じニューロンを産生するⅡ期では「放射状グリア」、さらには生後の脳では「SVZ（脳室下帯）アストロサイト」などと呼ばれています。

培養下での神経発生

先ほど、内胚葉・中胚葉・外胚葉のいずれにも分化できる、すなわち多能性を持つ内部細胞塊の細胞を培養したものがES細胞だと紹介しましたが、細胞を培養した状態でも、ES細胞などの多能性幹細胞から、発生初期の性質をもつ神経幹細胞を経て、さまざまな神経系

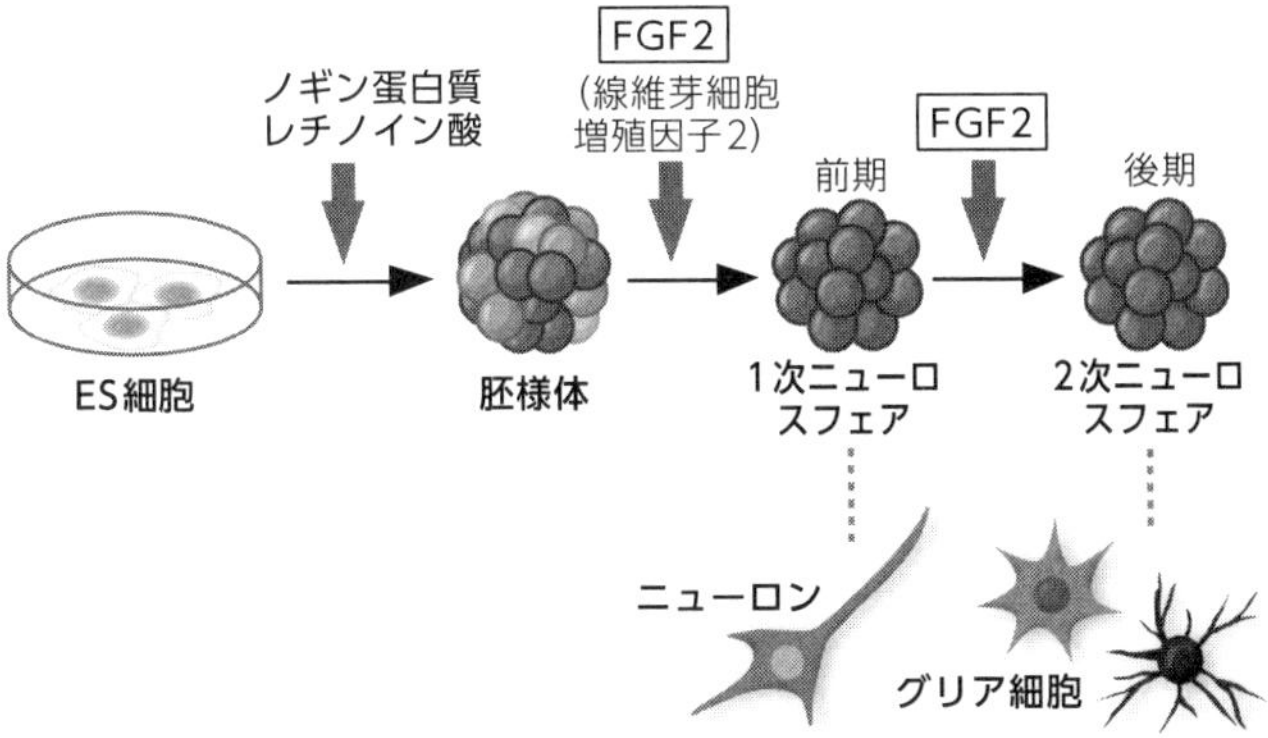

図2.5　ES細胞から神経系の細胞への分化誘導

の細胞へと分化を誘導し、神経系の発生を再現することができます(図2・5)。

ES細胞などの多能性幹細胞にノギン(Noggin)蛋白質やレチノイン酸といった神経誘導因子を加えて神経系の細胞を豊富に含むように誘導し、培養法を神経幹細胞に適したニューロスフェア法に変えると、発生初期の状態に近い神経幹細胞を増やすことができます。こうして集めてきた神経幹細胞を植え継ぎながら培養すると、神経幹細胞は、中枢神経系の発生と同じようなふるまいを示します。

培養初期の細胞(一次ニューロスフェア)は主にニューロンを生みだし、継代を繰り返した細胞(二次ニューロスフェア以降)はグリア細胞を生みだします。さらに、さまざまな細胞増殖因子への反応性や、グリア細胞で特異的に働く遺伝子の状態(遺伝子の発現に関係するDNAメチル化などのエピジェネティックな状態)なども、発生期の中枢神経系に存在する神経幹細胞と同じような時間的な変化を示します。

培養初期には発生初期の、また、継代を繰り返すことで発生中期以降の神経幹細胞と同じような性質を持つ神経幹細胞を誘導できるようになっています。また、加える神経誘導因子の種類や濃度を変えることで、さまざまなニューロンやグリア細胞を自在に生みだすことができます。こうした技術は、中枢神経の再生治療を考えるうえで、不可欠なものとなってきています。

ニューロンを作るところ作らないところ

1章でも少し触れたように、二〇世紀終わりごろになると、成体の脳にも、匂いを感じる嗅覚の機能に関与する嗅球と、記憶・学習に関与する海馬の歯状回の二カ所に、ニューロンが作り続けられる領域があることがわかってきました。これらの領域を「ニューロン新生部位」と呼んでいます。一方、これら二カ所以外の部分では、成体では通常の条件下ではニューロンが新しく作られることはなく、「ニューロン非新生部位」と呼ばれます。

ただ、興味深いことに、脊髄のようなニューロン非新生部位でも、その脳室周囲部には神経幹細胞が存在することが明らかになってきました。

では、神経幹細胞が存在するのに、なぜ新しくニューロンが作られる部位と作られない部位ができてくるのでしょうか。これはまだ不明の点も多いのですが、神経幹細胞を取り囲む環境にその要因があるのではないかと考えられています。

実際、脊髄など本来ニューロン非新生部位の神経幹細胞を、ニューロン新生部位である海馬の歯状回へ移植すると、移植された神経幹細胞はニューロンを産生するようになるという論文が報告されています。このことは、神経幹細胞を取り囲む環境の違いが原因の一つであることを示しています。また、最近の研究により、この環境の違いの分子的な実態も明らかになっています。

傷ついた脳ではニューロンが作られる

また、脳梗塞などで脳が傷害を受けたときにも、ニューロンの新生が誘導されることがわかってきました。傷ついた脳は部分的にではありますが、実は再生していたのです。

脳に栄養を届けている血管が詰まり脳梗塞が起こると、その血管が栄養を届けていた領域のニューロンが死んでしまうことがあります。これは、正常な時にはニューロンを産生しない部位でも起こります。このようなときには、例えば線条体のようなニューロン非新生部位とされている部分でも、ニューロンの新生が誘導されてくることがわかってきました。

このとき、新しいニューロンが出現してくるのは、線条体内の神経幹細胞からできてくるのではなく、脳室周囲の神経幹細胞からできた新しいニューロンが、線条体で脳梗塞によってダメージを受けた部分(梗塞巣)に移動していくことを、二〇〇六年に私たちのグループが明らかにしました。

脳室周囲の神経幹細胞は、通常はごくゆっくりとしか分裂していませんが、このような傷害を受けると、活発に分裂するようになります。そして中間の前駆細胞を経て、新しいニューロンが生まれます。このような新しい幼弱なニューロンは、梗塞巣から放出されるケモカインをはじめとした化学誘引因子に反応して、梗塞巣あるいはその周囲へと遊走していき、そして行き着いた先で成熟していきます。

このような一連の現象は、まさに「再生」と言うべきものでしょう。しかし、この効率はあまりに低く、せっかく新しく生まれたニューロンも、その九〇パーセント以上がすぐに死んでしまいます。そのため昔の研究者には、傷害を受けた脳は実質的には再生能力がないように見えたのでしょう。

脳にある神経幹細胞で蘇らせるには

では、ここ十数年の間に見つかった内在性の神経幹細胞の存在や、成体脳におけるニューロンの新生という現象を、実際的な臨床の場へと応用するためには、どのようにすればよいのでしょうか。

脊髄の神経幹細胞を海馬の歯状回に移植した実験や、脳梗塞で傷ついた脳で起こっていた再生の現象などが、大きな手がかりを与えてくれます。

こうした神経の再生過程では、(1)通常は眠っている、あるいは非常にゆっくりとしか分裂していない内在性の神経幹細胞の増殖が誘導される(すなわち活性化される)こと、(2)内在性の神経幹細胞から生まれた、より増殖能の高いニューロンの前駆細胞の増殖が活性化し、この前駆細胞からのニューロン産生が誘導されること、(3)前駆細胞から生まれた新生ニューロンが、ケモカインと呼ばれる化学誘引物質の作用により、梗塞周囲へ遊走するように誘導されること、(4)新しく生まれてきたニューロンはそのほとんどが幼弱なまま短命に終わるが、既存のニューロンとシナプスを作ることによってこれら新生ニューロンの成熟と生存維持をはかること、が起こっています。

内在性の神経幹細胞を活用した神経再生では、これらそれぞれのステップを増強するような薬剤や治療法の開発が重要な課題です。具体的には、細胞増殖因子による幹細胞や前駆細胞の増殖の誘導、細胞誘引物質の投与による障害部位への新生ニューロンの移動の促進、栄養因子による細胞の生存を促進する方法、こうした方法を組み合わせていくことが重要でしょう。

こうした方法を追求するなかで、私たちは、アルツハイマー病の認知障害の軽減作用があることが知られているアセチルコリン分解酵素阻害薬が、成体脳における新生ニューロンを長生きさせることを見いだしています。

このように、これら(1)~(4)のメカニズムについての研究は着実に進んでいます。それらを組み合わせて治療法につなげていくことが、ますます重要になっています。

3 細胞移植で蘇らせる

事故や病気で傷ついた中枢神経系の病巣部位に神経幹細胞などの細胞を移植する治療が、動物実験だけでなく、実際の患者さんを対象とした医療現場でも行なわれるようになってきました。

細胞移植によって治療効果が発揮されるメカニズムは、(1)移植された細胞によって失われた細胞が補充される現象(細胞置換効果)と(2)移植された細胞から細胞を保護する生理活性物質が放出されることで、死にかかった細胞が死ななくなったり、組織自身が持っている修復能力が高められる現象(栄養効果)に大別することができます。

これらの観点に着目しながら、最近国内外で行なわれている神経系の再生医療について、まず簡単に紹介します。

はじまりは胎児脳移植

脳の中に存在する内在性の神経幹細胞を活性化することによって神経系を再生するという方法は非常に魅力的な手法ですが、現時点で臨床応用にまで届いたものはなかなかありません。一方、細胞移植によって神経系を再生させようという試みは、実は一九八〇年代からすでに臨床研究が開始されていました。なかでも有名なのは、パーキンソン病への胎児脳移植です。

パーキンソン病は、六五歳以上の二パーセントの方が罹患するという、アルツハイマー病についで二番目に多い神経変性疾患です。パーキンソン病では、ドーパミンという神経伝達物質を作る細胞(ドーパミンニューロン)が、だんだんと死んでいきます。脳には、さまざまな部位にそれぞれ決まったニューロンがあり、ドーパミンニューロンはA8〜A17などに分類されていますが、この中でA9ニューロンという中脳の黒質という部位から線条体へ情報を伝えているドーパミンニューロンが、パーキンソン病の病態に関係していると注目されています(図3・1)。

パーキンソン病のためにA9ニューロンの八〇パーセントが脱落すると、その結果として、振顫《しんせん》(ふるえ)、寡動(動きが少なくなる)、固縮(筋肉のこわばり)、歩行や姿勢に特徴のある運動障害といった症状が現れてきます。

治療としては、ドーパミンを補充しますが、ドーパミンを薬として経口あるいは静脈注射で投与しても、ドーパミンは血液脳関門という血液と脳本体（脳実質）の間の物質の交換を制御する構造を通らないため、脳内に届かず、効果がありません。そのため、体内でドーパミンに変わり、しかも血液脳関門を通過できるL－ドーパという物質が治療薬として使われています。この薬はパーキンソン病の画期的な治療薬として世界中で投与されています。

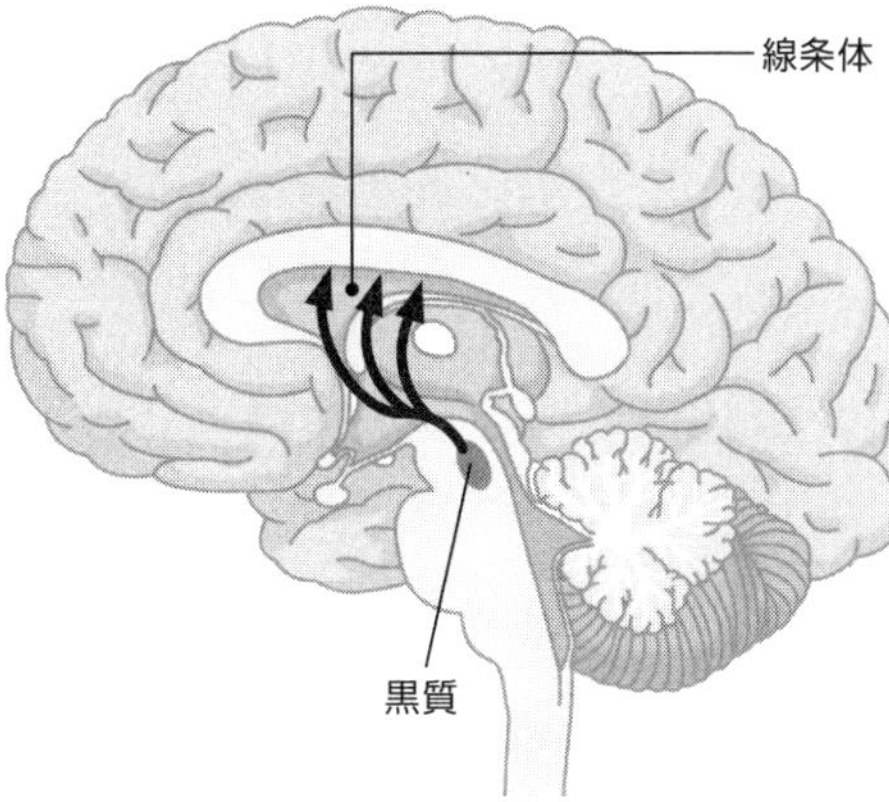

図 3.1　A9 ドーパミンニューロン.（ベアーほか：神経科学，西村書店，2007 年およびネッター：解剖学図譜，丸善，2001 年に基づいて作成）

ところが、L－ドーパを取り込んでドーパミンに変換するのも、ドーパミンニューロンなのです。パーキンソン病ではドーパミンニューロンそのものが失われますので、やがて数年以内に、L－ドーパは効かなくなるという状況に陥ります。

残念ながら、成体の脳でドーパミンニュ

ーロンを新たに作るような内在性の神経幹細胞や前駆細胞は見つかっていません。そこで考えられるのは、外からドーパミンを作る細胞を移植するという治療法です。

一九八七年にスウェーデンのルンド大学のオーレ・リンドヴァールらのグループは、中絶胎児の中脳の腹側の細胞を、パーキンソン病患者の線条体(A9ニューロンの軸索末端の神経終末からドーパミンが放出されています)へ移植するという臨床研究を世界で初めて行ないました。この結果から、リンドヴァールは、自信を持って、「細胞移植は、パーキンソン病の脳機能の回復を起こすことができる」と結論を下しています。

ただし、この治療法は、さまざまな問題を抱えていました。一人の患者に対する治療に数体の胎児の脳が必要とされることからくる、胎児組織の量的な制約と、移植する細胞の質を一定にすることが困難であるという点、また、中絶胎児由来の組織を使うことの倫理的な問題から、この方法は治療法として一般的なものにはなっていません。

こうした問題点をふまえ、今後望まれるのは、量の限られた胎児組織を使うのではなく、培養することで増やすことのできる幹細胞を用いた治療です。体外で増殖させた神経幹細胞や、それを特定の方向に誘導した前駆細胞などが有効でしょう。京都大学の高橋淳教授のグループが、iPS細胞から誘導したドーパミン前駆細胞をパーキンソン病患者に移植するという臨床研究を計画しています。

治療用神経幹細胞の移植

実は胎児の脳から分離した神経幹細胞を増殖させて調整した治療用の神経幹細胞が製品化されています。

アメリカのステムセルズ社は、一九九八年創業のベンチャー企業ですが、神経幹細胞の細胞表面に特徴的に存在するCD133という分子を指標に、ヒトの胎児の脳から神経幹細胞を分離し、これをニューロスフェア法という神経幹細胞が増えるのに最適化した方法で大量に増やして、HuCNS-SC®という商品名の治療用の神経幹細胞を調整しました。そしてこの細胞を使ってさまざまな中枢神経系の再生医療の開発を行なっています。

この細胞の最初の臨床応用は、バッテン病（別名、神経セロイドリポフスチン症）という先天性の代謝異常を示す病気の子供たちに対して行なわれ、少なくともこの神経幹細胞移植の安全性が確認されています。

バッテン病はライソゾーム病と呼ばれる病気の一つで、ライソゾーム病では細胞内の消化器官であるライソゾーム（リソソームとも呼ばれます）の酵素が遺伝的に欠損しているために、本来なら分解されるはずの代謝産物が老廃物として体内に溜まってしまいます。バッテン病では、ライソゾームの酵素のうち、PPT1（脱パルミトイル化酵素）という酵素が欠損するために、神経系をはじめとしたさまざまな臓器にセロイドとリポフスチンという異常な代謝産物が蓄積し、これらの物質の毒性によってニューロンが脱落します。五歳から八歳までに発症し、精神退行、痙攣《けいれん》および運動失調といった脳の機能異常を示し、発症後一〇～一五年以内に死亡すると言われています。

正常の神経幹細胞からは、バッテン病で欠損しているライソゾームの酵素が分泌されますので、バッテン病の患者さんの脳に神経幹細胞であるＨｕＣＮＳ－ＳＣ細胞を移植すると、この酵素が補われ、セロイドやリポフスチンといった脳内に溜まっている毒性のある物質が分解されることが期待できます。実際、バッテン病と同じＰＰＴ１酵素を欠失するモデルマウスを用いた動物実験で、神経幹細胞の移植が治療効果を示すことが実証されました。

この動物実験での結果は、先ほどの細胞移植によって治療効果が発揮されるメカニズムのうち、二つめの栄養効果が効いていると言えます。しかし毒性物質の蓄積によって変性・脱落した細胞が移植した神経幹細胞によって補充されたという可能性も否定することができません。

ステムセルズ社は、バッテン病での臨床応用を皮切りに、二〇〇九年の一一月には、先天性のミエリン形成不全症であるペリツェウス－メルツバッハー病に対するＨｕＣＮＳ－ＳＣ細胞の移植治療を開始しています。

ミエリンは、グリア細胞の一種であるオリゴデンドロサイトによってニューロンの突起（軸索）に作られる絶縁構造です。この絶縁効果によって、ニューロンの突起内の電気信号はいちじるしく速く伝播できるようになります。

ミエリン形成不全症のモデル動物を用いた動物実験では、移植された細胞は、ミエリンを形成するオリゴデンドロサイトに分化し、ミエリンを形成して回復させていることが明らかになりました。このことは、一つめの細胞置換効果が効いていることを示しています。

実際の患者さんにHuCNS-SC細胞が移植された臨床例でも、MRI画像を用いた検査でミエリンの形成が回復したと思われる所見が観察されており、同じようなメカニズムで働いている可能性が考えられます。

またステムセルズ社は、二〇一一年の三月にスイスで慢性期の脊髄損傷の患者さんへのHuCNS-SC細胞移植の臨床研究を開始し、現在ではアメリカでも臨床研究が開始されています。また同社では、加齢黄斑変性症という、加齢により網膜の中心部である黄斑という部位に障害が生じ、見ようとするところが見えにくくなる眼の病気へのHuCNS-SC細胞移植の治験がまもなく開始される予定です。また、将来的には、アルツハイマー病、脳梗塞への応用に向けた開発研究が進行中です。

脳梗塞の治療に向けて

脳梗塞は、脳に栄養を届ける血管が詰まることで、詰まったところより先の血流が途絶えてしまい、その先の細胞に栄養が届かなくなって、細胞が死んでしまう病気です。症状としては、半身麻痺（片麻痺と呼ばれます）、意識障害や言語障害などが急激に現れます。さらには、ゆっくりと認知症に進行していく場合もあります。

脳梗塞の患者数は、日本全体では約一五〇万人と非常に多く、毎年約五〇万人が新たに発症すると言われています。脳梗塞は、日本人の死亡原因の中でも多くを占めており、さらにはさまざまな後遺症を残すために、医療福祉の観点からも大きな問題となっています。

これまで、発症後数時間以内の急性期には、血管に詰まった血の塊（血栓）を酵素などで融かすという血栓溶解療法や、血栓自体をワイヤーなどでからめとり、あるいはポンプで吸引し、物理的に血栓を取り除いてしまう血栓回収療法といった治療法が行なわれてきました。これに加え、脳のむくみを抑える薬（抗脳浮腫療法）、脳を保護する薬（脳保護薬）、血液の塊ができるのを抑える薬（抗血栓療法）をできるだけ早い時期に投与することが重要であると言われています。また、急性期から慢性期にかけてリハビリテーションを継続して行なうことが有効とされています。

しかし、最初の発作から数カ月も経った慢性期の脳梗塞の患者さんを機能的に回復させる有効な治療法は、基本的にはありませんでした。そこに期待がかかるのが、幹細胞移植による再生医療です。

アメリカのサンバイオ社というベンチャー企業は、骨髄の間葉系幹細胞を神経の前駆細胞へ誘導し、SB623細胞という治療用の細胞を作りました。骨髄の間葉系幹細胞は、本来は、骨や軟骨、脂肪に分化する細胞ですが、ノッチ(*Notch*)という遺伝子の一部を導入することによって、神経の前駆細胞へと誘導することができます。これは、東北大学の出澤真理教授が開発された技術です。

サンバイオ社は、アメリカのスタンフォード大学とピッツバーグ大学で、SB623細胞を用いた慢性期の脳梗塞患者(発症から六カ月から五年間経過した患者)計一八例への移植治療の臨床研究を完了しています。

これまでのところ、この治療法の安全性が確認され、まだ結論を出すには早計ですが、運動機能、感覚機能、認知機能においてなかなか期待できる結果が出ています。今後は次の段階(第Ⅱb相)のより多くの症例数の患者さんを対象とした臨床研究が行なわれる予定です。また、脳挫傷への治験も開始する計画があるようです。

SB623細胞移植による治療効果は、動物実験では移植した細胞が長期間生着することは確認できなかった一方で、この細胞はさまざまな栄養因子を産生することが確認されていますので、もっぱら栄養効果によるものと思われます。

中断された脊髄損傷の臨床研究

アメリカのジェロン社は、ヒトES細胞から誘導したオリゴデンドロサイト前駆細胞(GRNOPC1細胞)を開発し、これを用いて、亜急性期(損傷後七〜一四日)の胸髄損傷(第三〜一〇胸髄の損傷)を対象とした臨床研究を二〇一〇年に開始しました。これは、ヒトES細胞を用いた最初の臨床研究として注目を集めました。

この研究では、二〇〇万個のGRNOPC1細胞を、対象とした患者さんの損傷部へ移植します。この場合、移植されるドナー細胞(ヒトES細胞由来の細胞)と患者さんは別人ということになります。いわゆる他家移植ですので、タクロリムスという免疫抑制剤を一緒に投与しています。

この臨床研究では、第一目標として安全性の確認、そして第二目標として運動機能と感覚機能の確認を目指していましたが、計四例の患者さんに移植した時点で、この研究に対するジェロン社の資金切れという形で、残念ながら二〇一一年に中断されてしまいました。ところが、バイオタイム社というバイオベンチャー企業が二〇一三年に、ジェロン社が計画していたこの治験を引き継ぎ、再開することになりました。ただ、彼らのヒトES細胞からオリゴデンドロサイト前駆細胞を誘導する方法は、なかなか再現できないため、この治療法が最終的な脊髄損傷の治療法となるのは、いずれにしても難しいかもしれません。

このように、海外では、胎児由来の神経幹細胞や、ES細胞由来の前駆細胞を用いた細胞移植の臨床研究が進んでいます。日本では、現時点では使われていませんが、二〇一四年九月一二日に行なわれた加齢黄斑変性症の患者さんへの移植手術をはじめとして、iPS細胞由来の細胞を用いた臨床研究がはじまりつつあります。

4　脊髄損傷治療への道のり

私たちの研究グループは、慶應義塾大学医学部整形外科学教室との緊密な共同体制のもと、一五年にわたって、神経幹細胞に注目した脊髄損傷治療の研究を行なってきました。将来的な臨床応用を見据えて、脊髄損傷モデル動物に対する神経幹細胞・前駆細胞を用いた細胞治療を含め、さまざまな角度から新しい治療法の開発を進めてきています。一部では、臨床研究が始まっているものがあり、幹細胞移植についても臨床応用が射程圏内に入ってきています。

ここからは、これまでの経緯と今後の展望について紹介しましょう。

傷ついた脊髄で起こること

脊髄損傷は、中枢神経系の脊髄が、怪我などによる損傷をきっかけに、損傷部以下の知覚・運動・自律神経系の機能を失い、麻痺してしまう病態です。日本では、毎年約五〇〇〇人の患者が新たに発生し、患者数は一〇万人以上に達しているにもかかわらず、いまだ有効な治療法は確立されていないのが現状です。

脊髄損傷の治療でまず考えなくてはならないのは、受傷後からの時間経過に伴う病態の変化です。脊髄損傷の病態は、受傷後の時間経過とともに時々刻々と変化します。

交通事故やスポーツによる怪我などで背骨(脊椎)が折れると、本来背骨で覆われて保護されている中枢神経系の脊髄も傷つき、脊髄の中を走っている神経線維や脊髄に栄養を届ける血管も破壊されてしまいます。これを一次損傷と言います。

例えば、神経線維が完全に切断されてしまうと、脳からの運動の指令が届かなくなり、また、感覚情報を脳へ伝えることができなくなりますので、損傷部位より下(足側)の部位は、「動かせない」「感じない」という状況に陥ります。損傷の程度、部位によって、障害の程度は多岐に及びます。

脊髄損傷では、困ったことに怪我そのものによる損傷だけでなく、その後に生体内に起こるさまざまな反応によって、損傷がさらに拡大していくのです。これを二次損傷と言います。

損傷後、最初に起こるのは強い炎症反応です(図4・1)。脳や脊髄を守っていた血管脊髄関門が破綻したことで、炎症を起こす細胞が脊髄に侵入してきて、TNF－α(腫瘍壊死因子α)やIL－6(インターロイキン6)といった炎症を引き起こす物質(炎症性サイトカイン)を放出します。強い炎症反応が誘導され、浮腫が起こり、好中球と言われる白血球が損傷した脊髄組織に入ってきて、損傷を拡大します。また、損傷によってさまざまな細胞から興奮性の神経情報伝達物質であるグルタミン酸が遊離し、ニューロンに細胞死を引き起こします。この段階は急性期と呼ばれ、こうした状態が、受傷から約一〜二週間（齧歯類では一週間）続きます。

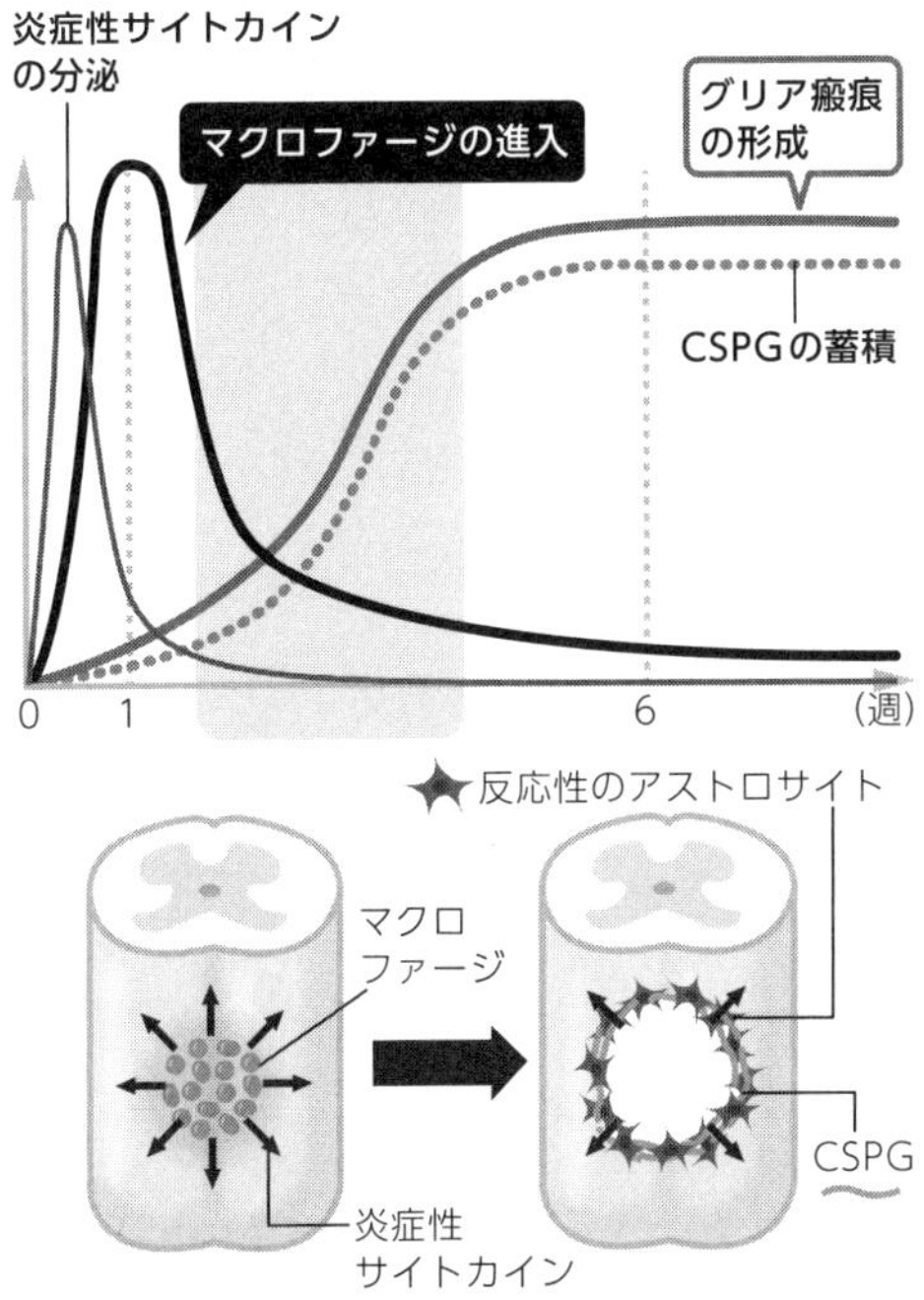

図 4.1　脊髄損傷の二次損傷．（Nishimura, S. et al.: Exp. Neurol., 261: 171–179, 2014 をもとに作成）

それに続く二〜四週間（齧歯類では一〜二週間）は亜急性期と呼ばれ、損傷した脊髄が修復しようとする力と、どんどん組織の変性が進んで症状を増悪させる力がせめぎ合っている時期になります。

亜急性期には、損傷部に入り込んできた炎

症細胞を取り囲むように、損傷による刺激で増殖し肥大化したアストロサイト（反応性のアストロサイト）が集まってきます。この細胞は損傷部周囲にグリア瘢痕《はんこん》と呼ばれる密度の高い塊を形成し、ニューロンの軸索の再生を妨げると考えられていましたが、この細胞の集積が起こらないと、急性期の炎症の収束が遅れることがわかってきました。炎症性の細胞が傷部周囲へと移動して損傷後の炎症が拡大するのを食い止めることで、組織の修復に積極的にかかわり、亜急性期の機能回復に重要な役割を果たしているようです。この細胞は近年注目を集めていますので、後でもう少し紹介します。

また、血管が破綻したことで脊髄に入ってきた血液の細胞も、脊髄損傷の病態をさまざまに変化させます。特に、マクロファージと呼ばれる血液細胞は、損傷した脊髄における炎症と、さらには修復に至る病態の制御にかかわっています。急性期に炎症をもたらしたＭ１（炎症性）マクロファージは亜急性期には減少し、貪食能が高く組織修復に働くＭ２（組織修復）マクロファージが主体となり、損傷した組織を取り除きます。

このように亜急性期の損傷脊髄内の微小環境は、一過性ですが、組織修復に好ましい方向へと向かいます。その一方で、ニューロンやグリア細胞にアポトーシスと呼ばれる細胞死が起こり、神経の軸索の変性や、軸索を取り囲んでいるミエリンという構造が脱落するといった変性も同時に進行していきます。

しかしこうした時期を過ぎると、M2マクロファージは減少し、ニューロンの軸索は変性し、損傷した脊髄内にはグリア細胞や血管平滑筋（ペリサイト）や髄膜の細胞によって瘢痕組織が形成されていきます。グリア細胞によって作られたグリア瘢痕にはCSPG（コンドロイチン硫酸プロテオグリカン）、髄膜由来の細胞によって作られた線維性瘢痕にはセマフォリン3Aというニューロンの軸索の伸長を阻害する因子（軸索伸長阻害因子）が大量に蓄積してきます。また、M2マクロファージによる貪食などで、脊髄に空洞ができるようになります。このようにして、いわゆるネガティブなスパイラルに陥り、恒久的に脊髄の機能が低下した状態である慢性期を迎えることになります。

まとめますと、脊髄損傷では、損傷後、強い炎症などによって当初受けた損傷が拡大し、ニューロンやグリア細胞が死んでいきます。亜急性期になると、損傷が進む一方で、損傷の拡大を抑えるバリアが作られ、損傷部位が拡大することが阻まれて、損傷は収束する方向に進みますが、最終的には、脊髄に空洞と神経の再生を妨げる瘢痕ができてきます。

新しい治療へのヒント

脊髄損傷の病態の時間経過に伴う推移とそのメカニズムの追求は、新しい治療法を開発する大きなヒントになります。

実は、この二次損傷の過程は、損傷脊髄内におけるアストロサイトというグリア細胞のユニークなふるまいによって制御されていることがわかってきています。脊髄損傷をはじめとする中枢神経系の外傷や、虚血、変性疾患では、反応性のアストロサイトという興味深い細胞が出現します。この反応性のアストロサイトという細胞は、ＧＦＡＰ（グリア細胞線維性酸性蛋白質）やビメンチンなどの中間径フィラメントと呼ばれる細胞骨格蛋白質が大量に発現した特徴的な形態を示し、移動能、増殖能に富んだ謎の細胞で、善玉か、悪玉か、その起源や役割など、最近までほとんどわかっていませんでした。

三〇年以上前に、私が慶應義塾大学医学部の生理学教室で研究を始めた時に解析をしていたミエリン形成に異常を示すミュータント（突然変異）マウスでもこの反応性のアストロサイトが増えていることに気づき、密かに興味を持ち続けていましたが、脊髄損傷の研究のプロジェクトの一環として一〇年ほど前から本格的にこの細胞についての研究を開始しました。

そして二〇〇六年には、瘢痕組織を作るということでもっぱら悪玉と考えられていたこの細胞は、実は損傷後の損傷中心部位で損傷部位を取り囲んで、炎症細胞の侵入をブロックし、急性期から亜急性期にかけて脊髄損傷の機能回復を促すという善玉の役割を果たすことを『ネイチャー・メディシン』誌に発表しました。

その後も私たちは、反応性のアストロサイトの起源にかかわる論文や、ＧＳＫ－３βという酵素に対する阻害薬を使って反応性のアストロサイトの移動能を促進させ、脊髄損傷への治療効果を確認するなどの研究を重ねてきました。この分野は、現在では結構国際的にも競争の厳しい領域になっています。そして現在私たちは、この細胞を脊髄損傷時の重要な治療標的として考えています。

イモリやトカゲなどの脊髄損傷モデルでは、内在性の神経幹細胞の活性化の力やニューロンの軸索の自発的な再生力が強く、損傷した脊髄で失われた細胞は幹細胞から生まれてくる新しい細胞によって置き換えられ、損傷脊髄内の神経線維も再生が早く、それに伴い機能再生も誘導されていきます。

これに対して、ヒトを含む成体哺乳類の脊髄損傷では、内在性の幹細胞の量的な不足と、損傷した脊髄内にセマフォリン3AやCSPGなどの軸索再生の阻害因子が大量に存在するために、再生が起きにくいと考えられます。そうなると、移植による神経幹細胞の補充と、セマフォリン3AやCSPGなどの軸索再生の阻害因子の働きを抑えることが治療への大きな第一歩となることが期待されます。

細胞移植で運動機能が回復した！

脊髄が損傷したとき、神経幹細胞を移植することで、運動機能を回復させることができるのでしょうか。これはまず、ラットの実験で確かめられました。

まず、私の長年の共同研究者である慶應義塾大学医学部整形外科学教室の中村雅也教授は、アメリカのジョージタウン大学に留学していた時、ラットの脊髄損傷に対する神経幹細胞移植の研究を始めました。

生後三日の新生ラットで胸髄を半ば損傷させた(半切損傷)モデルを作り、ラット胎仔《たいじ》の脊髄由来の神経幹細胞を移植しました。すると、移植した細胞はニューロンと、グリア細胞のアストロサイトやオリゴデンドロサイトの三系統の細胞に分化し、さらに移植されたラット(ホストと言います)の大脳皮質から脊髄へ向かう皮質脊髄路などの神経伝導路の神経軸索の再生を誘導して、後肢の運動機能の回復を促進することが明らかになりました。

新生ラットの脊髄は、軸索伸長阻害因子の発現量も低いために、旺盛な軸索再生が得られたものと考えられます。また、後で述べるように、成体ラットでは急性期に移植すると移植した細胞はニューロンには分化しないのですが、成体ラットと新生ラットの損傷脊髄内の微小環境の違いにより、損傷後急性期に移植したにもかかわらず、神経幹細胞がニューロンへ分化したと考えられます。

さらに、当時大阪大学にいた私たちのグループは、成体ラットの頸髄(首の部分)の損傷モデルを作製し、同じようにラット胎仔の脊髄由来の神経幹細胞を移植しました(図4・2)。

そして、亜急性期に移植した神経幹細胞はよく生着し、三系統の細胞に分化していることを確認しました。また、前肢の運動機能を評価する餌取り試験でも、運動機能の回復が認められました。さらに、移植細胞由来のニューロンとホストのニューロン間でシナプスが形成されていることも、免疫学的手法を使って電子顕微鏡で捉えることができました。

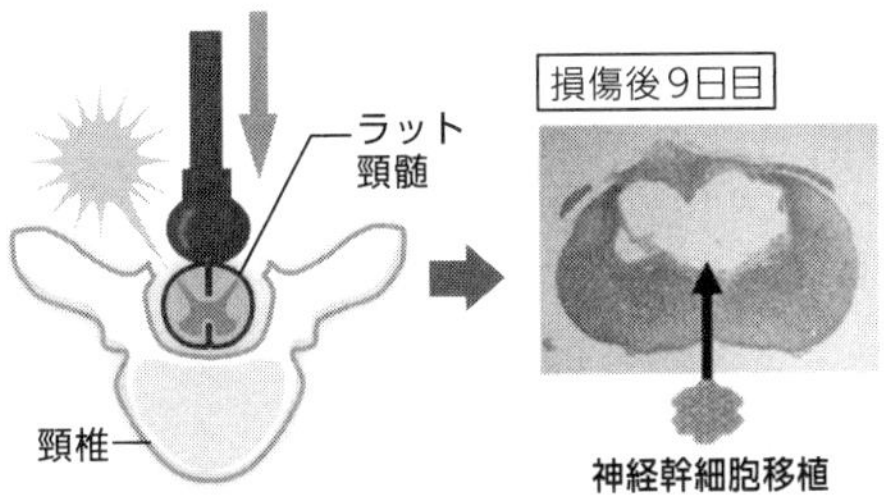

図 4.2　脊髄損傷モデルラットへの神経幹細胞移植.（岩波明生ら : 日本整形外科学会雑誌, 76: 579–591, 2002 より改変）

これは、世界で初めて胎仔脊髄由来の神経幹細胞の脊髄損傷への移植の有効性を立証したもので、その後の脊髄再生研究のマイルストーンとなりました。

ただ、成体ラットの場合は、いつ移植してもうまくいくというわけではありませんでした。先ほど述べた損傷後の病態の変化が大きく関係していたのです。

細胞移植のタイミング

神経幹細胞は、損傷後のどのタイミングで移植すればよいのでしょうか。

急性期では炎症反応のため、移植した神経幹細胞はほとんど生着しません。また、急性期の損傷脊髄内には、先ほど述べたように、ＴＮＦ－αやＩＬ－６などの炎症を引き起こすサイトカインが高いレベルで発現し、また、神経幹細胞をアストロサイトへ誘導するような環境になっています。そのため、私たちがラットで行なった実験では、急性期に神経幹細胞を移植すると、移植された細胞は、たとえ生着してもアストロサイトにしか分化しませんでした。

一方、炎症反応が収束する亜急性期に移植した場合は、生着効率も良く、アストロサイトだけでなく、ニューロンやミエリンを形成するオリゴデンドロサイトへも分化しました。移植した神経幹細胞から作られたニューロンは、運動ニューロンをはじめとしたホストのニューロンとシナプスを作り、ラットの頸髄の損傷モデルでは、損傷によっていちじるしく低下した前肢の機能が神経幹細胞移植によって回復しました。

また、神経幹細胞の移植時期が遅すぎても、十分な治療効果が得られないことも明らかになっています。成体マウスで、脊髄損傷後七週の慢性期にマウスの胎仔由来の神経幹細胞を移植するという実験を行ないましたが、運動機能の回復は認められませんでした。

ただ、面白いことに、亜急性期に移植した場合と慢性期に移植した場合では、移植細胞の分化の傾向と生存率に有意な差はみられませんでした。一方、慢性期に移植した場合には、損傷脊髄内に蓄積したグリア瘢痕が作るバリアに阻まれ、移植した細胞とそれから生まれた細胞は、自由に移動できずに損傷部にとどまってしまい、亜急性期に移植した場合と違って、軸索の再生やミエリンの再形成に寄与できていませんでした。これこそが、慢性期の脊髄損傷への幹細胞移植の治療効果がなかった要因と考えられました。

脊髄損傷における神経幹細胞移植には、炎症反応やグリア瘢痕などの微小環境の変化に基づく治療に適した時期があり、それがどの時点であるかを科学的に徹底的に検討することが重要だと言えるでしょう。

損傷後の病態の進行速度は、生物種によってかなり違います。動物種による違いは、損傷後の遺伝子の発現パターンの変化をマイクロアレイや次世代シーケンサーといった最新の方法を使って包括的に解析することで、それぞれ適切な時期を探っています。これらの遺伝子の発現パターンの解析による損傷脊髄内の微小環境の変化の時間経過から考えて、神経幹細胞移植に相応しい時期は、マウスに移植する場合は損傷後一～二週間、サルそしておそらくヒトに移植する場合は、二～四週間後であろうと思われます。

ヒトへの長い道のり

このように、私たちはラットやマウスといった齧歯類の脊髄損傷モデルを用いて、神経幹細胞移植による運動機能の回復を示してきました。ところが、齧歯類とヒトの間では、脊髄の解剖学的な構築と機能がかなり大きく異なります。そのため、臨床に進む前段階として霊

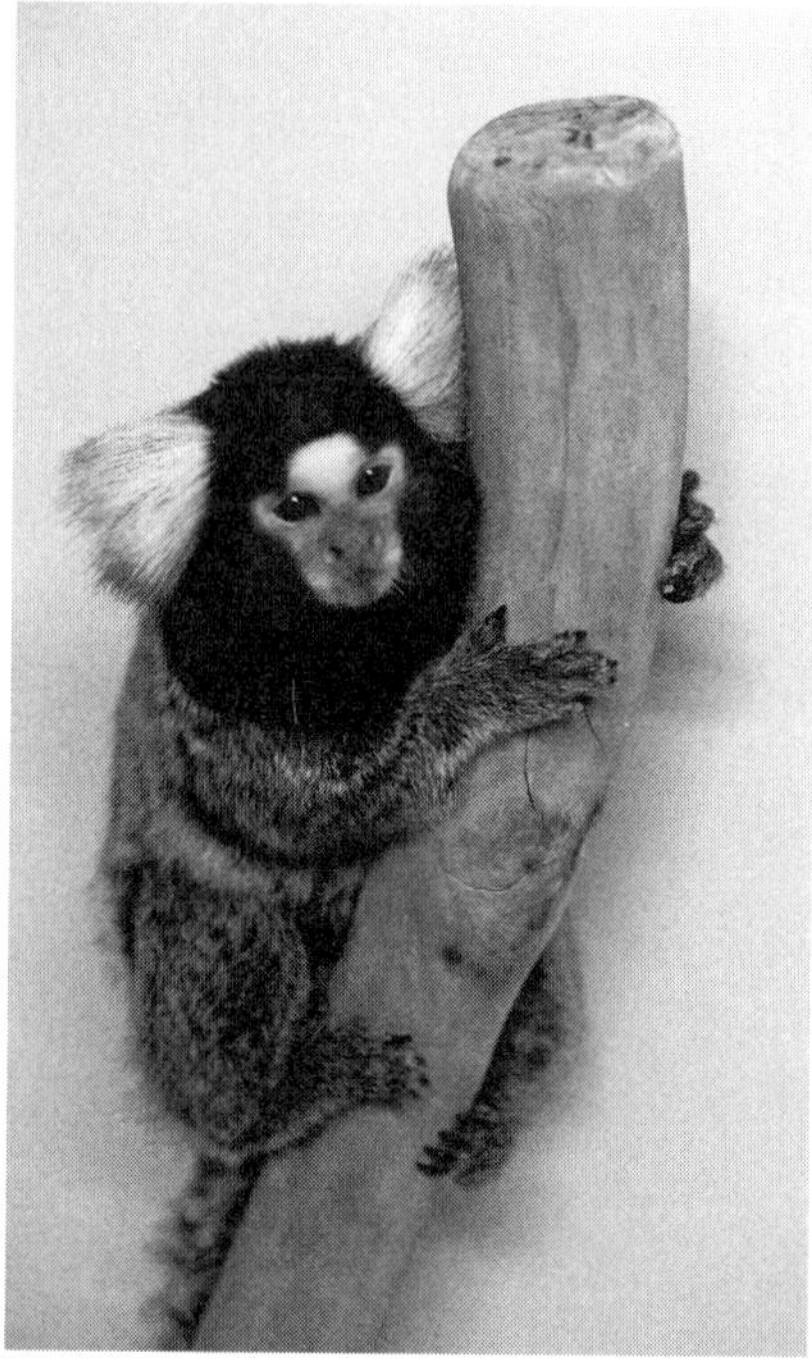

図4.3　コモン・マーモセット.（提供：佐々木えりか博士，撮影：井上貴史博士，ともに実験動物中央研究所）

長類を用いた脊髄損傷の研究系の開発が長年望まれていました。

そこで私たちは、実験動物中央研究所のグループと共同で、繁殖特性に優れ、前臨床研究への応用が注目されている新世界サルであるコモン・マーモセット（図4・3）を用いて、損傷程度の異なる頸髄損傷モデルを開発しました。これは世界に先駆けたもので、このモデルは日本とアメリカで特許を取得しています。

さらには、脊髄損傷モデルの作成法に加えて、脊髄損傷に伴う運動機能に関するさまざまな行動の解析方法も開発しました。

そのうえで、マーモセットにヒト胎児中枢神経系幹細胞を移植し、運動機能の回復に成功しました。このようにして、霊長類脊髄損傷モデルを用いた細胞移植療法の前臨床研究系を確立し、二〇〇五年に論文として発表しました。

ES細胞から誘導した細胞で

マーモセットの脊髄損傷モデルでヒトの細胞による治療の安全性と有効性を明らかにし、次はいよいよ臨床研究開始へと思いましたが、それを阻む大きな要因として予想できたのが、中絶胎児の組織を使用しているという倫理的問題です。

二〇〇〇年代前半から厚生労働省で進んでいた「ヒト幹細胞を用いる臨床研究に関する指針」(二〇〇六年九月施行)を策定する議論の中で、胎児由来の細胞が臨床の対象外になる可能性を考え、移植する細胞の供給源として、多能性幹細胞として確立されていたES細胞から神経幹細胞を誘導することを準備しました。

私たちの研究グループは、マウスES細胞から神経幹細胞を誘導する方法を開発し、論文としては二〇〇八年に発表しました。このマウスES細胞から誘導した神経幹細胞をマウス脊髄損傷(胸髄損傷)モデルに損傷後九日目に移植し、後肢の運動機能を回復させることができました。

ＥＳ細胞から誘導して作った神経幹細胞を用いることには、もう一つ利点がありました。いろいろな分化段階の細胞を移植することで、その細胞から生みだされる神経系の細胞を制御し、機能が回復するために必要な条件を明らかにすることができたのです。これには、2章で紹介した、培養下でＥＳ細胞を神経系の細胞に誘導する方法を応用しています。

マウスＥＳ細胞を神経系に誘導するために、私たちは、ノギン（Noggin）蛋白質やレチノイン酸といった神経誘導因子でマウスＥＳ細胞を処理し神経系へ誘導した後に、ニューロスフェア法という神経幹細胞の選択的な培養法によって得られた一次ニューロスフェア（培養下ではもっぱらニューロンにのみ分化します）および二次ニューロスフェア（主にグリア細胞に分化します）をマウス脊髄損傷モデルへ移植しました。損傷脊髄内でも、これらの細胞は培養したときと同じように分化しました。つまり、培養初期の細胞（一次ニューロスフェア）は主にニューロンを生みだし、継代を繰り返した細胞（二次ニューロスフェア以降）はグリア細胞を生みだしました。

興味深いことに、一次ニューロスフェアを移植した場合には運動機能の回復は得られませんでしたが、二次ニューロスフェアを移植した場合は、有意に良好な運動機能の回復が観察されました。この結果は、二〇〇九年に論文として発表しました。

この結果はどのように説明できるでしょうか。この実験では、二次ニューロスフェアを移植した場合には、移植細胞由来のアストロサイトが軸索再生の足場となることや、移植細胞由来のオリゴデンドロサイトがミエリンの再形成に寄与することが観察されました。このことから、運動機能の回復には、ニューロンとグリア両方が損傷脊髄内に生存することが重要であることを示しています。

脊髄損傷の機能回復には、移植された神経前駆細胞からニューロンだけでなく、アストロサイトやオリゴデンドロサイトを含めた三系統が分化することが重要であり、細胞移植による脊髄損傷後の運動機能の回復の誘導のメカニズムの一端が明らかになりました。

激動の二〇〇六年

マウスES細胞由来の神経幹細胞移植によるマウス脊髄損傷の治療実験が成功しましたので、私たちは臨床応用をにらんだ次のステップとして、ヒトES細胞から神経幹細胞を誘導する方法の開発にも取り組みました。

しかしながら、二〇〇六年から施行された厚生労働省の「ヒト幹細胞を用いる臨床研究に関する指針」では、倫理的な議論が不十分だという理由で、胎児由来幹細胞だけでなく、ヒトES細胞由来細胞も臨床の対象外、つまり実際的には再生医療には使ってはいけないということになり、私たちは非常にがっかりしました。

実はこの委員会では、患者団体の方にも熱弁をふるっていただき、何とかこの治療法を始めさせてほしいと訴えたのですが、どこまでも意見が食い違い、平行線でした。指針がいつまでもできないのはまずいということで、ES細胞と胎児由来の細胞はとりあえず除外して指針を作ろうということになったのです。ほとほと困ってしまいました。

ヒトの成体の中枢神経系からとってきた神経幹細胞は、培養下でほとんど増殖しません。こうして実際の臨床への適用はきわめて難しいものと考えられました。

このように、二〇〇六年の時点では、指針に則って臨床用のヒト神経幹細胞を準備することは、事実上不可能でした。このような膠着状態の突破口となるものと期待されたのが、同じ年に山中伸弥教授らによって出されたマウスiPS細胞の論文でした。

iPS細胞を使って

iPS細胞はよく紹介されていますので、すでにどこかで聞いたことがあるかもしれませんが、iPS細胞を作る際には、まず、レトロウイルスというRNAウイルスを骨格としたベクター(遺伝子の運び屋)を用いて、*Oct4*、*Sox2*、*Klf4*、c-*Myc*という四つの初期化遺伝子(山中4因子とも呼ばれています)を、成体のマウスの皮膚の線維芽細胞へ導入します。そして、細胞の培養条件を、最初の時点の皮膚線維芽細胞に適したものから、マウスのＥＳ細胞に適したものへと変えると、マウスのＥＳ細胞そっくりになった細胞、すなわちマウスｉＰＳ細胞ができあがります。

この方法に私たちが期待したのは、大人の皮膚からＥＳ細胞のような性質をもった細胞が採れるならば、それを神経幹細胞などの神経系の細胞に変えることで、胎児や初期胚など、いわゆる生命倫理的な問題になりそうな細胞を供給源に使わずに治療ができるのではないかということです。

このように考えて、山中先生に共同研究をお願いしたところ、彼も整形外科医として実際に脊髄損傷の患者さんを診ていたというご経験があり、ｉＰＳ細胞を用いた脊髄再生の共同研究を快く引き受けてくれました。

しかも、単にｉＰＳ細胞を京都から送ってくれただけではなく、京都大学の大学院生の三浦恭子さんがｉＰＳ細胞を持って届けてくれました。三浦さんは京都にすぐに帰るかと思ったら、ずっといました。途中一年半だけ京都に帰っただけで、なんと二〇一四年の七月ぐらいまで、実に七年近くも私たちのところにいたのです。その間、私たちの研究室は、ｉＰＳ細胞に関するノウハウをいち早く導入することができました。

私たちはそれまでずっとマウスのＥＳ細胞を神経に誘導する研究をしていましたので、マウス・iPS細胞を神経系の細胞に誘導するのは比較的簡単にできました。そして、マウス・iPS細胞から作った神経幹細胞を、動物の脊髄損傷モデルに移植しました。

まず、マウスの胸髄損傷モデルの損傷部にマウスのiPS細胞由来の神経幹細胞を移植しました。その結果、移植後のマウスは、前肢と後肢の運動機能が回復し、後肢で立ち上がるようになりました。この結果を私たちは、アメリカの『科学アカデミー紀要』に二〇一〇年に発表しました。

しかしここまでは、ネズミの細胞でネズミを治したということであり、無論それをヒトにすぐ使うことはできません。まず望まれていたのは、ヒトのiPS細胞の作成技術の開発です。

ヒトiPS細胞を使って

二〇〇七年に山中先生は、成人(白人女性)の皮膚の線維芽細胞に、レトロウイルスのベクターを用いてヒトの山中4因子を導入し、ヒトのES細胞の培養条件に変えて培養をし続けることにより、ヒトのiPS細胞を作りました。

さっそくこの細胞をいただき、神経幹細胞に誘導して免疫不全マウス(NOD/SCIDマウスと言います)の脊髄損傷モデルに移植し、運動機能の回復に成功しました。この成果は、二〇一一年にアメリカの『科学アカデミー紀要』に発表しました。これで、ヒトｉＰＳ細胞を用いた治療効果を初めて示すことができたわけです。

ここからが二〇〇六年のリベンジです。胎児由来の神経幹細胞治療は、臨床まで届きませんでしたが、ヒトｉＰＳ細胞という手段を手にして、新たな一歩を踏みだしたのです。

この過程でマーモセットの脊髄損傷モデルの国際特許が取れていました。これを使い、今度はヒトのｉＰＳ細胞から誘導した神経幹細胞をマーモセットに移植して、ヒトｉＰＳ細胞由来の神経幹細胞の移植の安全性と有効性の検証を試みました。

マーモセットの頸髄を損傷したモデルに、損傷後二週の亜急性期に、ヒトｉＰＳ細胞由来の神経幹細胞を移植しました。この移植は、異種間のもの（異種移植）ですので、移植後一二週間は、タクロリムスと呼ばれる免疫抑制剤を投与しました。

移植後一二週には、損傷中心部にできていた空洞の面積が減少し、ニューロンを絶縁するミエリンが占める面積が増加していました。移植した細胞はよく生着し、神経系三系統の細胞へ分化し、腫瘍の形成は認められませんでした。また、大脳皮質から脊髄へ下降する多くの神経線維が再生し、四肢の運動機能も見違えるほど改善しました。

どのくらい効果があるかと言いますと、頸髄損傷モデルですので、損傷時には前肢も後肢も麻痺していますが、神経幹細胞を移植すると、飛んだり跳ねたりするくらいまで動けるようになります。なかなか速く動くので記録用のカメラがついていけないくらいです。損傷前の約七割から八割までは確実に戻っています。移植をしないと前肢を持ち上げることができないのですが、移植した動物は手を挙げて物をつかむという器用さ(巧緻性)を求められる動作を示せるようになるところまで回復します。

また、移植する前のヒトiPS細胞由来の神経幹細胞を調べてみますと、ニューロトロフィンという神経系の細胞の生存に必要な蛋白質因子と血管新生因子を分泌することも明らかになりました。これも移植を受けた動物の運動機能の回復や組織の修復に貢献していると考えられます。

こうして、ヒトと同じ霊長類であるマーモセット脊髄損傷に対するヒトiPS細胞由来の神経幹細胞の移植の安全性と有効性を明らかにし、臨床応用に向けた手応えを実感することができました。

機能回復のメカニズム

脊髄損傷で失われた機能は、iPS細胞由来の神経幹細胞の移植により、どのようなメカニズムで回復したのでしょうか。

調べてみると、移植したiPS細胞由来の神経幹細胞は、損傷脊髄内でニューロンへと分化し、損傷した脊髄に残っているニューロンとシナプスを形成しているということがわかりました。

また、iPS細胞由来の神経幹細胞は、グリア細胞のオリゴデンドロサイトにもなっていました。脊髄損傷では、軸索を取り囲むミエリンが壊れ軸索が裸(無髄)になるために、まさに無髄の無脊椎動物と同じレベルまで、軸索を通る電気信号の伝導速度が落ちてしまいます。移植をすると、iPS細胞由来の神経幹細胞がオリゴデンドロサイトに分化し、もう一度ミエリンを作ることによって、この伝導速度が回復することもわかりました。

このように、シナプス形成のようなニューロンとニューロンの相互作用、そしてミエリン形成に代表されるニューロンとグリアの相互作用、そして先ほど述べた移植細胞から放出される栄養因子による細胞の保護と組織修復の誘導、すなわち3章で説明した細胞置換効果と栄養効果の両方が効いているようです。これらが組み合わさり、運動機能の回復に貢献していると考えられます。

良い細胞・悪い細胞

iPS細胞を臨床に応用するにあたって、当初から懸念されていたのは、移植した細胞が、がん化してしまうのではないかという問題です。

先ほどヒトiPS細胞から分化誘導した神経幹細胞を免疫不全マウスに移植し、運動機能が回復したことを紹介しましたが、その後、長期間観察すると、いろいろなことがわかってきました。

実は、使用するiPS細胞株によっては、移植後に一時的に運動機能が改善するものの、長期間経過を観察すると、回復していた運動機能が急速に失われたり、神経系腫瘍を形成する場合もありました。

この腫瘍を調べてみると、iPS細胞を作るときに導入した初期化遺伝子の一つであるOct4遺伝子が活性化されており、さらに、次世代シーケンサーを用いた網羅的遺伝子解析の結果、上皮間葉転換という現象に関連する遺伝子の発現が上昇していることが明らかになりました。

この上皮間葉転換という現象は、周囲の細胞としっかりと接着し、表側と裏側がはっきりと区別がつく、いわゆる細胞の極性を持っていた上皮細胞が、遊走・浸潤能を得て、パラパラと離れていき、さらには間葉系様の細胞へと変化する現象です。この現象は、発生の過程、創傷の治癒や、がんの浸潤、転移などの際に起こります。今回観察された腫瘍の場合は、移植した細胞から派生した腫瘍の浸潤に関与しているものと考えられます。この成果は、二〇一五年の二月に『ステムセルリポーツ』誌に発表しました。

この結果から学べることは二つあります。一つは、このときに使ったｉＰＳ細胞が、二〇〇七年に山中先生たちが作った第一世代というべき、今や古いタイプのヒトｉＰＳ細胞株だったということに起因します。この細胞では初期化遺伝子を導入するために使ったレトロウイルスベクターが細胞の染色体ゲノムに組み込まれており、がん化した細胞を調べてみると、このベクター中に入っている初期化因子*Ｏｃｔ４*が活性化されていました。

本来神経幹細胞で発現していないはずの*Ｏｃｔ４*遺伝子が異所性に発現してしまうことは、がん化と深く関連すると予想されます。このことは、やはり治療に用いるヒトｉＰＳ細胞株の樹立には、細胞の染色体ゲノムに組み込まれるレトロウイルスベクターではなく、エピゾーマルベクターなどの染色体ゲノムに取り込まれないタイプの運び屋を用いるべきだということになるかと思います。

すでに二〇一四年に臨床応用が始まった加齢黄斑変性症の治療で、理化学研究所の高橋政代博士が患者さんからｉＰＳ細胞を樹立するために使っているのもエピゾーマルベクターですし、山中先生が治療用のｉＰＳ細胞ストックを作成する際に使っているのも、エピゾーマルベクターです。

もう一点は、ｉＰＳ細胞の樹立方法の問題とは別に、まさに移植しようとするｉＰＳ細胞由来の分化させた細胞（この場合は神経幹細胞）について、移植前に徹底的に調べてみるべきであるということです。遺伝子の発現状況やゲノムDNAに傷がついていないか、さらに、免疫不全動物に移植してその腫瘍原性を調べることは、必須の調査項目になるでしょう。

安全性の評価基準

iPS細胞を用いた再生医療を行なうプロセスを考えると、細胞を提供する方(ドナーと呼びます)の皮膚あるいは血液の細胞を用いてiPS細胞株が作られ、それを分化させ移植用細胞の最終産物が作られます。

一連の研究でわかってきたことは、iPS細胞の段階ですでに「良い細胞」と「悪い細胞」があり、さらに移植用の最終産物で「安全な細胞」と「危険な細胞」が見極められるということです。

iPS細胞の段階で「安全な」株と「危険な」株を比較すると、「危険な」株では、すべての遺伝子についてヒトES細胞と完全に同様の発現パターンを示しているわけではないのです。私たちが用いた細胞の場合、一七個の遺伝子については、ES細胞とはかけ離れており、一方、由来となった皮膚線維芽細胞に近いパターンを示したことから、リプログラミング(細胞の初期化)が不完全であったことがわかりました。

また、二〇一五年に『ステムセルリポーツ』誌に発表した成果と論文未発表の私たちのデータでは、五五個の遺伝子を調べ、これらの遺伝子すべてについて、どれか一つでもがん化しない細胞の五倍以上のレベルで活発に働けば、がん化のリスクが高いと判断できることがわかってきました。この五五個の遺伝子には、先ほど述べた上皮間葉転換にかかわる遺伝子も含まれています。

今後、移植細胞の安全性を確保するためにも、「安全な細胞」と「危険な細胞」の判断基準をさらにはっきりさせていきたいと思います。

iPS細胞由来の神経幹細胞のがん化について詳しく述べてきましたが、iPS細胞やiPS細胞由来の神経幹細胞を分子生物学的に非常に丹念に調べれば、移植に適する細胞だけを選ぶことができます。これらの解析で選別された「安全な細胞」を脊髄損傷動物に移植することで、腫瘍などを形成することなく、長期にわたって運動機能の回復を起こすことができることもわかりました。

5 車椅子から歩き出せ！

安全性を確認しつつ、いよいよ次はヒトに対する臨床研究ということになります。私たちは亜急性期の脊髄損傷の患者さんに対する神経幹細胞移植の臨床研究実施に向けた準備を進めています。まず、この計画について紹介しましょう。

また、損傷後の回復を考えた場合、急性期の二次損傷を抑えることも、有効な方法です。損傷後、急性期の炎症を抑え組織修復を促すために、新たな治療法を検討しています。

そして、今脊髄損傷で苦しんでいる患者さんの多くは、症状が落ち着き麻痺で困っている慢性期の患者さんたちです。今まで、こうした患者さんに対する有効な治療法はほとんど報告されていませんでした。動物実験の段階ですが、慢性期の脊髄損傷でもいくつかの治療法を組み合わせると、運動機能の回復が得られることが明らかになってきました。

こうした脊髄損傷に対する新しい取り組みを紹介しましょう。

時間の壁を越えて

ｉＰＳ細胞を用いた移植医療では、患者さん自身の細胞から作製したｉＰＳ細胞を使うことで、移植に伴う拒絶反応を回避できることが、大きな利点の一つとされています。当初、私たちも、脊髄損傷の患者さん自身からｉＰＳ細胞を樹立し、それを神経幹細胞へと分化誘導した後に移植を行なう方針でした。

ただ、脊髄損傷の場合、移植に適した亜急性期、すなわち受傷四週間後までに移植するということは、ｉＰＳ細胞から作った神経幹細胞がそれまでに準備できていなければならないということになります。

ｉＰＳ細胞は、皮膚の細胞、最近は血液からも作れるようになりましたが、これらの体細胞からｉＰＳ細胞を作ってある程度増やすだけで二〜三カ月、それを神経幹細胞にするのにさらに二〜三カ月かかります。

また、前の章でさんざん述べたように、移植する前に、作ったｉＰＳ細胞由来の細胞の安全性を精査することが絶対的に不可欠です。これらの細胞の遺伝子の配列や発現を調べ、免疫能のない動物に移植して、腫瘍ができないことを半年から一年近く観察して調べるわけです。したがって、実際に怪我をしたご本人から採取した皮膚や血液からｉＰＳ細胞を作り、移植医療に耐える臨床グレードの神経幹細胞を調製すると、一年以上かかるということになります。

そうなると、細胞が調整された時には、患者さんは脊髄損傷としては、もう慢性期（通常六カ月で慢性期になります）に入っていて、亜急性期の移植には間に合わないことになってしまいます。亜急性期に安全な細胞を移植するためには、臨床グレードのｉＰＳ細胞由来の神経幹細胞を、前もって作っておかなければなりません。そこで出てきた現実的な解決策が、骨髄移植のための骨髄バンクのような構想です。

京都大学ｉＰＳ細胞研究所（ＣｉＲＡ《サイラ》）の山中伸弥先生たちのグループは、移植に伴う拒絶反応の可能性を考えて、ＨＬＡ（ヒト白血球抗原）という移植細胞の拒絶反応の有無を担う遺伝子の多様性をふまえて、実際の臨床に使えるグレードの安全なｉＰＳ細胞を前もって作っておくという、「臨床グレードのｉＰＳ細胞ストック」の構築を進めています。そして私たちは、慶應義塾大学医学部の臨床用の細胞培養施設（セルプロセシングセンター：ＣＰＣ）において、移植に用いる細胞を準備しようとしています（図５・１）。

京都大学ｉＰＳ細胞研究所から導入される「臨床グレードのｉＰＳ細胞ストック」をもとに神経幹細胞へと誘導し（神経分化誘導工程）、さらには継続培養を繰り返すことによって神経幹細胞・前駆細胞を増やし（神経前駆細胞増幅工程）、最終製品としての神経前駆細胞を得ま

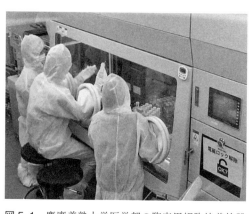

図 5.1　慶應義塾大学医学部の臨床用細胞培養施設での作業

す(図5・2)。

この最終製品について、ゲノムＤＮＡの解析、転写産物の解析、遺伝子の発現に関係するゲノムＤＮＡの状態(ＤＮＡメチル化などのエピジェネティックな状態)の解析、免疫不全マウスへ移植し経過を観察し造腫瘍性(腫瘍を起こす性質)の解析など、安全性の確認を行ないます。この安全性確認に合格した神経前駆細胞を「臨床グレードのｉＰＳ細胞由来神経幹細胞ストック」とします。

この「臨床グレードのｉＰＳ細胞由来神経幹細胞ストック」を凍結保存しておいて、患者さんが来られたら、この凍結した細胞ストックを溶かして、移植用の細胞懸濁液を調整し、いつでも移植治療ができるようにする準備を進めています。

二〇一五年八月七日、京都大学のｉＰＳ細胞研究所から、私たちと共同して脊髄損傷の治験の準備を行なっている製薬企業についに「臨床グレードのｉＰＳ細胞ストック」が搬送されました。いよいよ脊髄損傷の再生医療用の細胞、すなわち「臨床グレードのｉＰＳ細胞由来神経幹細胞ストック」の作成が始まります。

最初の臨床研究へ

私たちは十分な準備ができた時点で、亜急性期の脊髄損傷の患者さんへ最初の「臨床グレ

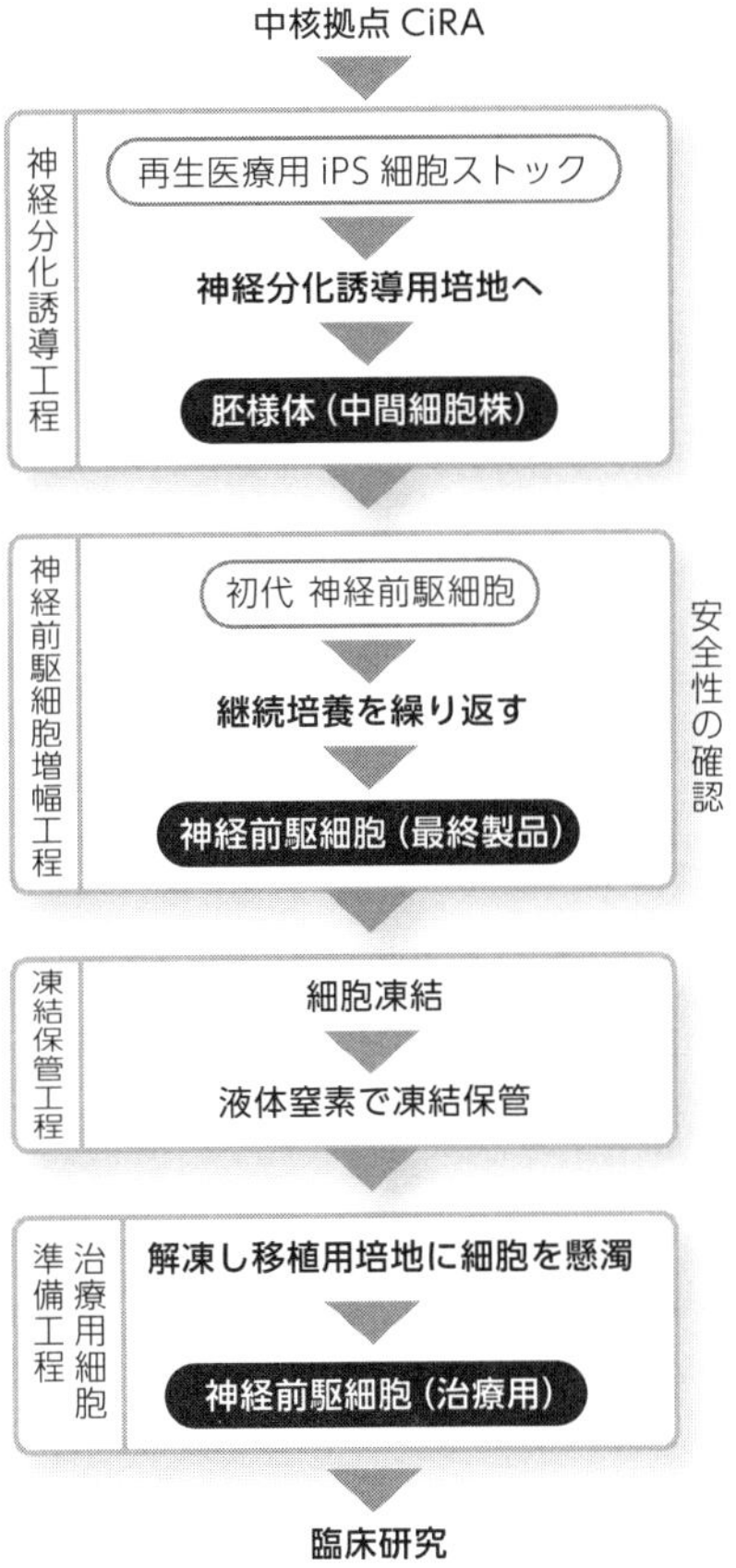

図 5.2　慶應義塾大学医学部における iPS 細胞ストック由来神経幹細胞の培養工程

ードのｉＰＳ細胞由来神経幹細胞ストック」投与、すなわち最初の臨床研究（ファースト・イン・ヒューマン）を、慶應義塾大学病院で行ないたいと考えています。二〇歳から七〇歳の重症度の高い患者さんを対象に、ｉＰＳ細胞から作り凍らせて保管しておいた神経幹細胞を溶かして細胞の懸濁液を調整し、患者さん一人あたり五〇〇万個から一〇〇〇万個の細胞を損傷脊髄の損傷中心部位に移植します。

ｉＰＳ細胞ストックを用いる場合、どうしても本人の細胞ではなく他人の細胞を移植する（他家移植と言います）ことになりますので、ステムセルズ社のＨｕＣＮＳ－ＳＣ細胞移植を参考に、タクロリムスという免疫抑制剤を低い濃度で六〜一〇カ月間投与する予定です。

そしてこの臨床研究では、主には安全性を、そして一部は有効性について、検討を行なう予定です。

また、私たちは脊髄の神経線維をＭＲＩ画像で可視化することに成功し、また、軸索のまわりのミエリンも可視化できるようになっていますので、運動機能、感覚機能という比較的オーソドックスな評価法に加え、こうした画像でも治療効果を見ていきたいと思っています。

初めての人体への投与ですので、あらゆる最悪の事態を想定して準備を進めることが大切です。患者さんに細胞を移植する前に、動物に移植し腫瘍を形成しないことを確認して臨床に臨みます。それでも臨床の現場でがん化した場合にどうするか、あらゆることを想定して準備をします。

がん化した場合には、抗がん剤を投与するか、あるいは放射線治療を行ないます。また、他家移植ですので移植後に免疫抑制剤を投与しますが、これを中止すると腫瘍が急速に退縮することがわかっています。これらを組み合わせ、最終的には手術的に摘出することによって、万が一、がん化しても取り除けるだろうと考えています。

急性期の新しい治療

幹細胞を移植して神経系を再生するだけでなく、急性期の二次損傷をより軽減することも、損傷後の運動機能の回復には、重要な要因です。

現在急性期の炎症を抑えるために行なわれているステロイドの大量投与療法は、実は安全性と有効性が疑問視されています。もっといい方法はないのでしょうか。それを私たちは探してきました。そして、ＨＧＦ（肝細胞増殖因子）という蛋白質に注目し、研究を進めてきました。

ＨＧＦはもともと肝細胞の増殖因子として見つけられた分子ですが、私たちは、ＨＧＦが肝臓だけでなくさまざまな臓器の組織再生因子であると同時に、血管新生作用、神経栄養作用を持つことに注目しました。

マーモセットで急性期にヒトのＨＧＦを投与した実験では、損傷部の空洞が縮小し、残っているミエリンの面積や神経線維が増加し、運動機能が良好に回復しました。また、安全性についても確認されています。これは、ＨＧＦが急性期に二次的に起こるニューロンやオリゴデンドロサイトの細胞死を抑制し、血管新生を促進することで損傷範囲の縮小に寄与していると考えられます。

ＨＧＦは、炎症を抑えると同時にニューロンを保護する働きを持っています。ＨＧＦは中枢神経系を構成するニューロンとグリア細胞の両方に対して働きかけます。ニューロンには神経栄養因子として働きかけ、ニューロンが死なないように生存を維持するという働きを持っています。また、ニューロンから放出されるグルタミン酸は、4章で紹介したようにニューロンに細胞死を引き起こす原因の一つなのですが、これはグリア細胞に取り込まれてグルタミンという物質に変わり、無毒化されます。ＨＧＦは神経栄養因子としてグリア細胞を守ることによっても、ニューロンの保護作用を発揮しているものと思われます。

少し脱線しますが、グルタミン酸がグリア細胞に取り込まれてグルタミンになって無毒化されるというのは、実は、私が今いる生理学教室の先々代教授である塚田裕三先生が、一九五〇年代に『ネイチャー』誌に発表した非常に有名な業績です。

ＨＧＦについては、中村雅也先生を中心に、脊髄損傷の急性期に対する臨床試験の準備を進め、第Ⅰ／Ⅱ相試験を、二〇一四年の六月から開始しています。

また、急性期に炎症をもたらす炎症性サイトカインの一つであるＩＬ－６（インターロイキン６）についても、その働きを抑制する抗ＩＬ－６受容体抗体の効果を検討しています。この抗体を脊髄損傷後のマウスに急性期に投与し、その後の二次損傷に及ぼす影響を調べたところ、損傷中心部に集積する炎症細胞（Ｍ１マクロファージという悪玉細胞）が減少する一方で、より効率的な貪食が可能な細胞（Ｍ２マクロファージという細胞）の増加が認められました。また、Ｍ２マクロファージは、炎症を抑えるという善玉の役割を果たします。このため、この抗体は、炎症による二次損傷を抑制し、効率的な軸索伸長阻害因子の除去を可能としていることが明らかになっています。

また、ＩＬ－６はさまざまな生理作用を持ち、神経幹細胞の分化制御因子としての側面も持っています。急性期に移植した神経幹細胞が、生着してももっぱらアストロサイトに分化してしまったのは、アストロサイトへの分化を促すシグナルがＩＬ－６によって活性化されていたからでもあります。抗ＩＬ－６受容体抗体は培養下では神経幹細胞のアストロサイトへの分化を抑制し、またグリア瘢痕形成を抑制することも明らかにしました。

抗ＩＬ－６受容体抗体としては、ヒト化抗体であるトシリズマブ（商品名アクテムラ®）がすでに抗リウマチ薬として市販されていますので、急性期脊髄損傷に対するこの薬の治験を検討していいます。

慢性期にどう挑むか

亜急性期や急性期の脊髄損傷の患者さんへの治療は、今述べたところですが、脊髄損傷の新しい治療法を最も切実に必要としているのは、日本だけで一〇万人以上と言われる現在麻痺で困っている患者さんたちです。損傷後六カ月以上経った慢性期の患者さんの場合、神経幹細胞移植だけで治るのは難しいのが現状です。

打開策を考えるためにも、この理由を受傷七週後の慢性期のマウスを用いた実験で詳しく調べてみましたが、やはり神経幹細胞の移植だけでは運動機能は回復しませんでした。4章で述べたように、損傷脊髄内に蓄積したグリア瘢痕が作るバリアに阻まれ、移植した細胞とそれから生まれた細胞は、損傷部にとどまってしまい、軸索の再生やミエリンの再形成に寄与できなかったのです。

さらに、分子生物学的手法も導入して詳しく調べたところ、遺伝子の発現パターンが変わり、いわゆる免疫学的な環境が変わることも影響していました。さらに、この瘢痕組織では、セマフォリン3A、CSPG（コンドロイチン硫酸プロテオグリカン）という物質（軸索伸長阻害因子）がニューロンの軸索の再生を邪魔していることがわかりました。

これでは、せっかく神経幹細胞を移植しても瘢痕組織に阻まれて十分な治療効果を発揮できないと考えられます。

まさに慢性期の脊髄損傷の治療は、現在有効な治療法がなく、難題中の難題です。そんな時こそ基本に立ち戻るのが大切だと思っています。

1章にも書きましたが、中枢神経系の再生の基本は、(1)神経軸索の再生、(2)神経系を構成する細胞の補充、(3)機能回復です。そこで、私たちは、(1)神経軸索の再生を誘導するための薬物療法(セマフォリン3A阻害薬、CSPG分解酵素)、(2)神経系を構成する細胞の補充のためのiPS細胞由来神経幹細胞の移植、(3)機能回復を助長・誘導するためのリハビリテーション療法、この三つを組み合わせた三位一体の集学的な併用療法を基本に、慢性期の脊髄損傷の有効な治療法の開発を目指しています。

そして動物実験では、やはり複数の治療法を組み合わせることが相乗的な治療効果を示すことがわかってきました。

見えてきた慢性期の治療

慢性期の瘢痕組織の中にある神経の軸索の再生を邪魔する物質の中で、私たちはセマフォリン3Aと、CSPGに着目しました。これらを何とか抑え込むような薬があれば解決の糸口を見つけられるのではないかと考えたのです。

セマフォリン3Aについては、共同研究をしている大日本住友製薬が、セマフォリン3Aの働きを抑える阻害剤の開発に成功しました。この阻害剤を、脊髄を完全に切断した慢性期のラットの脊髄損傷モデルに投与したところ、脊髄を完全に切断されたラットは何もしないと肢をぴくりとも動かしませんが、阻害剤の投与でかなり動かせるようになりました。これは、軸索の再生によって起きてくるということもわかりました。

CSPGについても、コンドロイチナーゼABCという、これを分解する酵素が開発されています。

さらに、セマフォリン3Aの阻害剤とリハビリテーションを組み合わせた治療法を、ラットで実験しました。何も治療をしないとなかなか肢を動かせないのですが、セマフォリン3Aの阻害剤を投与するとある程度動かせるようになり、さらにラット用のトレッドミルを歩かせるというリハビリテーションを加えたところ、かなり歩けるようになりました。

また、コンドロイチナーゼABCとリハビリテーションを組み合わせることにより、慢性期の脊髄損傷ラットであっても、相乗的な運動機能の回復の効果が得られるということがわかりました。

これらの阻害剤は、投薬からかなり時間が経ってから効果が出てきます。神経の軸索が伸びるのに時間がかかるのです。そして非常に長い治療期間にわたって、じわじわと併用効果が出てくることがわかりました。

しかも、単独の治療法だけでなくて、組み合わせることが重要なのです。神経幹細胞移植、リハビリテーション、薬物療法、これら三位一体のアプローチ(集学的併用療法と呼んでいます)が有効です。動物実験でこのことを何とか証明できるようになってきました。

二〇一七〜一八年には亜急性期でのｉＰＳ細胞移植の臨床研究の開始を計画していますが、その何年か後には、慢性期にも有効な、細胞移植と薬物療法とリハビリテーションを併せた三位一体の治療法の臨床研究を始めたいと思っています。

まさに夜明け前とも言える状況です。夜明け前が空は最も暗いと言われます。夜明けを迎えられるようにしっかりと研究を進めていきたいと思います。

他の疾患へも

ｉＰＳ細胞を用いた脊髄損傷を対象とした中枢神経の再生医療は、最初に慶應義塾大学病院で行ないますが、この安全性と有効性が確かめられたら、全国津々浦々でできる必要があります。そこで二〇一四年に改正された新薬事法に則り、製薬企業と共同で、治療用の細胞製剤を使ってどこの病院でもこのような治療ができるようにしていきたいと思っています。

また、脊髄損傷だけではなく、慢性圧迫性脊髄障害、ミエリン形成不全、多発性硬化症、ハンチントン病のような神経変性疾患などの多くの疾患に使えるようにしていきたいと思います。

iPS細胞を使った再生医療においては、今まさに日本が世界をリードしています。ご存知の通り、理化学研究所の高橋政代博士のグループによって加齢黄斑変性症に対する臨床試験が二〇一四年に始まりました。脊髄損傷(慶應義塾大学)、パーキンソン病(京都大学)がそれに続くでしょう。心臓についても、大阪大学の循環器外科、慶應義塾大学の循環器内科のグループが、それぞれアプローチの仕方は違いますが、お互いに切磋琢磨しながら臨床研究を始めようとしています。また、角膜疾患については、大阪大学の眼科と、慶應義塾大学の眼科のグループが、血小板疾患については京都大学のグループが着々と準備を進めています。

6 だれもやっていないことを求めて

現在私が行なっている神経再生と幹細胞の話を中心に書いてきましたが、実は私は最初から神経再生を狙って研究を行なってきたわけではありませんでした。神経についての研究を始める前は、がんの研究をしていました。一見、別のことをしてきたようですが、その一つ一つが、今の研究につながっています。

私が、ライフワークとなった神経再生と幹細胞の研究を、どのような流れで始め、どのような考えで進め、それをどのような方向に発展させていこうとしているのかについて、時系列で紹介します。

どのようにして自分自身のテーマを見つけ、どのように研究を進めていくのか、その一端を感じていただければと思います。また、将来研究をすることに興味があったり、まさにこれから研究を始めようとする若い人たちの少しでも参考になれば、何よりも嬉しいと思います。

シュレーディンガーに導かれ

東京の世田谷区の公立中学で学んだ私は、早熟な二人の友人に感化され、数学の原理やアインシュタインの相対性理論などについてよく語り合い、数学や理科に非常に興味を持つようになりました。

その後、慶應義塾大学の付属の高校に進んだ私にとって、高校生活は受験勉強をする必要もなく、たっぷりと物事を考える時間に恵まれていました。高校の時も、もっぱら数学や物理学に傾倒し、入門的な新書や文庫を読み漁っていました。将来進む進路も、数学あるいは理論物理学以外あり得ないと信じて疑いませんでした。

ところが私が高校から大学に進んだころの慶應義塾大学は、現在のような理工学部ではなく、工学部があるだけで、数学や理論物理学の基礎的な研究を専攻できる学科がありませんでした。間抜けなことに、高校三年生になって初めてこのことに気づいたのです（現在は、理工学部でこれらの領域を専攻することができます）。これは困ったことになったと思い、慌てて受験勉強を始めました。

そのころ、高校で行なわれた進学案内で医学の話を聞き、医学部には、卒業後臨床に進むだけではなく、基礎の研究を行なうという進路もあることを知りました。また、読み漁った書物の中に、岩波新書のエルヴィン・シュレーディンガーの『生命とは何か――物理学者のみた生細胞』(現在は岩波文庫として刊行されています)という本があり、優れた物理学者は生命科学に興味を持ち始めていて、生物物理学あるいは分子生物学という学問領域が勃興していることにも興味を持ちました。さらに、高校の生物学で学んだシュペーマンのオーガナイザーと神経誘導という現象に、非常に興味深いものを感じました。

分子生物学との出会い

物理学に進むか医学に進むかについて、いろいろと葛藤は続いたのですが、結局は医学部へ進学して、生命科学的な基礎研究の領域へ進むことを決意しました。大学には一九七七年に入学しました。そして、幼いころに父を亡くした私が折にふれお目にかかっていた、父の会社の上司であったKさんという方に大学の入学のご挨拶に行きました。

そのころ、Kさんは、脊髄のご病気になられ、車椅子の生活を送っておられました。そしてKさんに、「将来、自分のような立場の人間を治して欲しい」と切にお願いされ、感ずるところも大きいものがありました。当時の私には、いったい何をすべきか、まったく見当もつきませんでしたが、何か革新的な学問の発展が必要だと漠然と感じていました。

大学時代には、分子生物学の教授をしていた渡辺格先生の講義に大きく影響され、物理学的な思考法で医学・生命科学を研究するなら、分子生物学を究めるしかないと思うようになりました。

医学部の六年間で、最も印象深い講義の一つは、渡辺先生の御定年の際の最終講義でした。自分の学年の講義ではなかったのですが、迷わず聴きに行きました。分子生物学は、これから発生、神経、がんなどさまざまな生命現象の神秘を解き明かしていくだろうという内容でした。これは、まさに目から鱗が落ちる思いでした。

当時すでに、がんは遺伝子の病気だろうと知られていましたので、がんについてはさして驚きませんでしたが、発生や神経については、教科書のどこにも分子生物学の対象になりそうだという記載はありませんでしたので、分子生物学の新しい領域への応用に、ただただ驚きと強いあこがれを感じました。ただ、当時の私には、どうやって分子生物学でこれらの領域を攻めていいのか、思い当たる節もありませんでした。

がん遺伝子を追って

慶應義塾大学医学部在学中に母をがんで亡くした私は、分子生物学的研究の中でも「がん遺伝子」に興味を持つようになり、微生物学教室の高野利也先生の研究室に出入りして、実験を始めました。

がんはどのようにして起こるのでしょうか。今では、私たちの細胞が持つ増殖に重要な役割を担っている遺伝子に変異が起こり、その機能が異常になったり、発現量が増大することで、細胞が過剰な増殖を続けるようになり、がんが発生することが知られています。異常が起こる前の遺伝子を「がん原遺伝子(プロトオンコジーン)」、遺伝子の変異などによって、異常な機能を獲得した遺伝子を「がん遺伝子」と呼んでいます。

私が高野研究室で研究を行なっていた当時(一九八一～八三年)は、まだ私たちの細胞自身が持つがん原遺伝子や、それが変化したがん遺伝子の実態はよくわかっていませんでした。その謎を解き明かすヒントとなっていたのが、がんを引き起こすウイルスが持っている「ウイルスのがん遺伝子」でした。

がんを引き起こすウイルスの一つとして、RNAを遺伝子とするRNAウイルスの一種であるレトロウイルスが知られていました。レトロウイルスのうち、がんを引き起こすものには、ウイルスのゲノムの中にウイルスの増殖には必須ではない遺伝子が含まれており、それが、細胞のがん化に関係しているとされ、「ウイルスのがん遺伝子」と呼ばれていました。

DNAから蛋白質が作られる際に、DNAを鋳型としてRNAが作られることを「転写」と言いますが、レトロウイルスは、RNAを鋳型にしてDNAを合成する「逆転写酵素」という特有の酵素を持っています。そして、レトロウイルスは、増殖する際に、この酵素を使

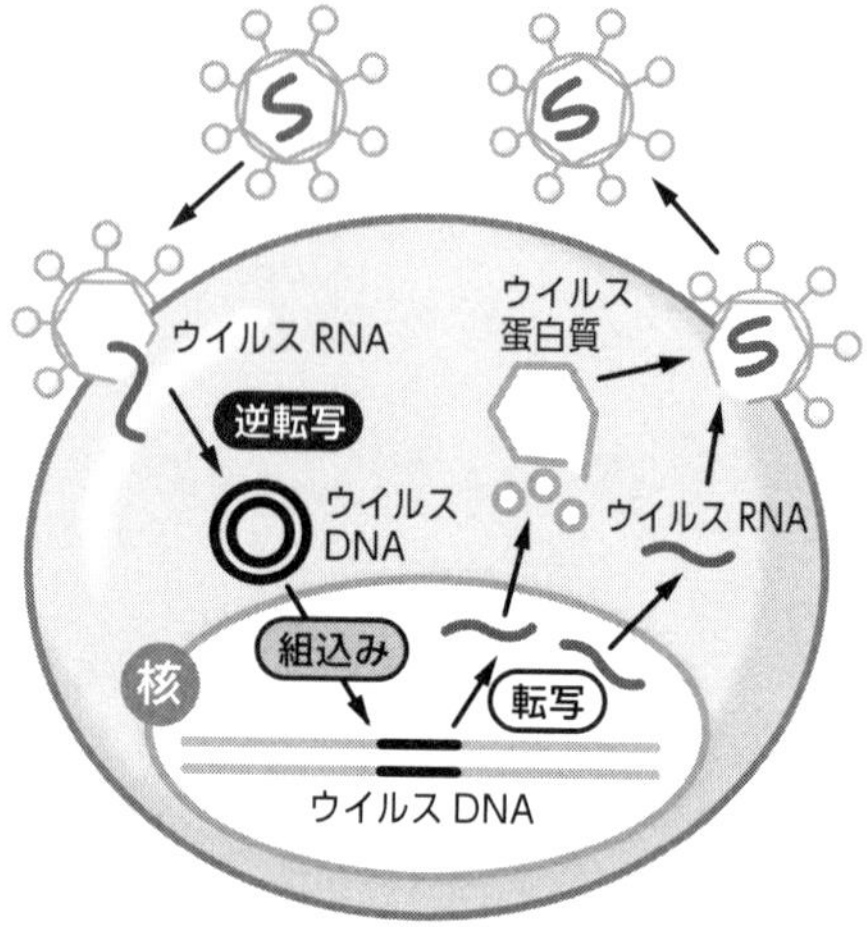

図６.１　レトロウイルスの増殖

ってウイルスのＲＮＡゲノムから環状ＤＮＡのプロウイルスを合成し、それがいったん細胞の核の染色体ゲノムにランダムに組み込まれ、通常の転写反応で新たなウイルスのＲＮＡゲノムが作られるという特徴を持っています（図６・１）。そのため、「ウイルスのがん遺伝子」は、ウイルスが増えていく過程の中で、細胞が持っていたがんの発生と関連性の高い遺伝子が、ウイルスに取り込まれたものだと考えられていました。

　当時は、まだこの細胞から取り込まれた遺伝子、すなわち「細胞のがん遺伝子」の実態がわかっていませんでしたので、がんを引き起こすレトロウイルスに取り込まれている「ウイルスのがん遺伝子」を指標に、細胞が持っていた「細胞のがん遺伝子」を明らかにしようという研究への関心が高まっていました。

　さまざまな生物のゲノムの全配列が決定されている現在では、ウイルスのがん遺伝子の配列情報を細胞のゲノム配列と比べることで、一瞬にして細胞のがん遺伝子を見つけだすことができますが、当時は膨大な実験が必要でした。ウイルスのがん遺伝子から調整した断片を、ヒトやマウスから調整したゲノムライブラリーの遺伝子断片と、ハイブリダイゼーションという原理を用いて実際に対合させてスクリーニングするという、今では考えられないほど時間がかかるプロセスが必要でした。

そのため、別の方法で、細胞のがん遺伝子を見つけようという戦略をとるグループもありました。実際のヒトのがんの細胞からＤＮＡを抽出し、それを断片化して、ベクターという遺伝子の運び屋に組み込んで正常な細胞へ導入し、シャーレの中でがん化したような変化を引き起こした細胞を選んできて、その細胞に導入されていた遺伝子として、細胞のがん遺伝子を探そうというものです。がん化のような変化の指標としては、がん細胞は正常な細胞と違って軟寒天培地の中でコロニーを作るという性質を利用していました。

実は、私はこの後者のがん細胞の遺伝子の中で正常な細胞にがん化のような変化を引き起こすものを探すという戦略で細胞のがん遺伝子を見つけようとする実験に、医学部の四年生から六年生の間に携わっていました。残念ながら、私たちの研究は海外のグループに先を越され、同じような発想方法で研究を進めていた、アメリカのＮＩＨ（国立衛生研究所）のスコルニック、コールドスプリングハーバー研究所のウィグラー、ＭＩＴ（マサチューセッツ工科大学）のワインバーグのグループが次々に細胞のがん遺伝子を見つけていきました。

興味深いことに、後者の方法、すなわち実際にがん化のような変化を引き起こした遺伝子として見つけてきた細胞のがん遺伝子は、ウイルスのがん遺伝子とそっくりな構造をしていることもわかりました。

たった一塩基の違いが

さらに、私が医学部を卒業する直前、ちょうど将来の進路を決めなくてはならない時期の一九八二年の一一月に、MITのワインバーグのグループによって衝撃的な論文が、『ネイチャー』誌に報告されました。遺伝子のたった一塩基の変化が細胞のがん化につながるということが示されたのです。*Ras*という遺伝子の一塩基の変化によって一二番目のグリシンがバリンに変わるというアミノ酸の置換が起こり、蛋白質の構造が変化し、それががん化をもたらすというのです。

その後の研究で、*Ras*は、GTP(グアノシン三リン酸)に結合する蛋白質で、GTPと結合している*Ras*は活性化型と言われ細胞増殖などのシグナルを伝えますが、*Ras*自身がもつ酵素活性で、結合しているGTPがGDP(グアノシン二リン酸)に分解されると不活性型となり、シグナルを伝えなくなることがわかってきました。また、細胞には細胞外部からの刺激によって、不活性型*Ras*のGDPをGTPに換えるSOSという蛋白質があることもわかっています。このように正常な細胞は、*Ras*に結合するＧＴＰとＧＤＰを巧みに調節することによって、細胞が増殖するか、休止するかの調節を行なっているのです。

そして、先ほどのワインバーグたちが見いだした一塩基の変化によるアミノ酸置換は、*Ras*蛋白質の持つＧＴＰを分解する酵素活性を消失させてしまい、このために、*Ras*は常にＧＴＰと結合した状態で恒常的に細胞の増殖を促し、細胞のがん化の重要な引き金となることが明らかになりました。

また、機能が異常になってがんを引き起こす*Ras*とは別に、作用機構の異なるｃ－*Myc*というがん遺伝子が見つかり、こちらはアミノ酸の置換ではなく、発現量の増大ががんの発生につながることもわかってきました。

学生時代にこうしたがん遺伝子の研究に携わっていたことは、その後の私の研究にも大きく役に立っています。実は*Ras*を介したシグナルの伝達は、細胞増殖だけではなく、神経細胞の分化においても必須で、神経細胞の分化のメカニズムの解明に*Ras*によるシグナルが伝達するしくみの研究が大きく貢献してくれました。また、現在私たちが取り組んでいるｉＰＳ細胞由来細胞のがん化対策を検討する上でも、大きく役に立っています。

遺伝子から個体まで

医学部在学中、がん遺伝子の解明を目指して必死に研究を行なっていた私は、このような外国勢によるがん遺伝子フィーバーで、自分がこれからやろうとしていたことが、すべてやり尽くされたようなショックを覚え、呆然としていました。ただ、大学時代に一生懸命勉強した分子生物学を、がん以外の生命現象や病気のメカニズムの解明に役立てることができないものかと考えていました。その一つが遺伝子発現や発生生物学です。そんなとき、二つの印象的な論文が発表されました。

一九八二年の八月にドイツのイエニシュのグループが、マウスの初期胚にレトロウイルスを感染させると、染色体に組み込まれたレトロウイルスのゲノムＤＮＡが強くメチル化され、その発現が抑えられるという研究成果を、『ネイチャー』誌に発表しました。

当時は、この研究の意味することはよくわかりませんでしたが、レトロウイルスが、がんの研究だけでなく、発生生物学の研究のツールに使えること、また、ＤＮＡのメチル化という化学修飾が遺伝子の発現調節に重要な働きをしていることを知り、強いインパクトを受けました。

また、卒業の直前の一九八二年の一二月には、その後、核内受容体の研究で有名になったエヴァンスの研究グループが、成長ホルモンを強制的に作らせることのできるトランスジェニックマウス（遺伝子改変マウス）を作成し、それが巨大なマウスへと成長したという驚異的な論文を『ネイチャー』誌に発表しました。

成長ホルモンの作用を考えれば、至極当たり前なのですが、このように遺伝子を導入することで哺乳類の個体レベルで表現型の変化を引き起こすことができるということが実際に示されたことは、非常に印象的でした。遺伝子－RNA－蛋白質－細胞－組織－臓器－個体をつなげた実験的な解析ができるという事実に気づき、目から鱗が落ちる思いでした。

医学部卒業直前は、このような一九八二年後半に発表された数々の論文に触発され、分子生物学的な手法を用いて何か新しいことはできないものかと構想を練っていました。また、その一方、医学部最終学年の臨床実習や国家試験の準備で多くの病気のことを勉強するうちに、分子生物学的な手法がなんとか病気の理解や治療法の開発につながらないものかとも考えていました。

「これからは神経の時代だよ」

分子生物学的な手法でがんの研究の道へ進むべきか、それとも別の道に進むのか。悩みに悩んで、最終学年の秋に、夏休みに臨床実習に行っていた国立がんセンター（現在、国立がん研究センター）に、当時の研究所の所長であった杉村隆先生にアポイントメントも取らずに会いに行きました。今から考えると、大胆不敵なことをしたものです。まさに若気の至りとでもいうべきです。

杉村先生のおられる所長室へ行くと、アポも面識もない不審者が訪ねてきたかと思われ、当然のように事務の方から見事に門前払いをくらいました。ところが、その時、「少しだけなら、お話を聞きましょうか」と杉村先生が所長室から出てこられて、たいへんありがたいことに、お話しする機会を得ました。

短い時間の会話でしたが、最も感動したのが、「参考になるかどうかわからないけれど、僕が今がんの研究をしているのは、昔、誰もやっていないことをやろうと思ったその結果ですよ。誰もやらないことをやってみたらどうですか」というお言葉でした。

これから、研究を本格的に始めようという素人の私が、ＭＩＴの強大なワインバーグと同じことをしても勝てるわけがない。それならいったい何をやるべきか。悩んでいるうちに、そろそろ大学も卒業という時期になり、ほぼ六年ぶりに父の上司であったＫさんにご挨拶に行きました。

Ｋさんは、やはり「将来、自分のような立場の人間を治して欲しい」とおっしゃっておられました。医師になる直前の医学生でしたので、そのお言葉には、入学直後の時よりさらに熱が入っていて、感極まるものがありました。

そんな時に出会ったのが、生涯の師となる御子柴克彦先生でした。当時、慶應義塾大学医学部生理学教室の助教授をしていた御子柴先生は、神経系に異常を示す遺伝性の変異を持つミュータント（突然変異）マウスの解析を行なっていました。当時としては最先端のキメラマウスを用いた発生工学的な解析も始めていましたので、私も在学中からかなり注目していた新進気鋭の神経研究者でした。

将来何の研究をすべきか、どの研究室へ行くべきかについて、思い切って相談してみました。「君、これからは、神経の時代だよ。分子生物学的手法を導入した新しい神経科学を一緒に作っていこう！　将来は、いろいろな病気の克服に役立つと思うよ」と言われ、これしかないと思い、卒業してすぐに、塚田裕三教授が主宰されていた慶應義塾大学医学部生理学教室に入室しました。二四歳の研究者人生の門出でした。

今も昔もですが、医学部卒業生のほとんどが臨床医としての道を進みます。医学部を卒業してすぐに基礎の教室へ行ったのは、同期約一〇〇名のうち、たった二名でした。臨床を少しやってから基礎へ行くのでもいいのではないかとアドバイスしてくれる方もいましたが、ワトソンがDNA二重らせんの論文を発表したのが二四歳であったことを考えると、一日も早く研究を始めたくて、この進路を選びました。

病気を遺伝子から理解する

慶應義塾大学医学部生理学教室で取り組んだテーマは、遺伝性のミエリン形成不全を示すミュータントマウスの解析でした。ヒトにも遺伝性のミエリン形成不全を示す白質形成不全症という病気があります。このミュータントマウスは、まさにこの疾患の優れたモデル動物です。そして現在でも、私は白質形成不全症の患者さんから作ったiPS細胞を使ってこの疾患の病態解析を行なっています。

遺伝性のミエリン形成不全を示すミュータントマウスのうち、シバラー(*shiverer*)マウスは、蛋白質の解析から、中枢神経系の主要なミエリン蛋白質であるMBP(ミエリン塩基性蛋白質)を欠失しており、キメラマウスを用いた解析から、シバラー変異は、中枢神経系内でミエリンを形成するオリゴデンドロサイト自身の問題のために、ミエリンを形成できないことが、御子柴先生の研究成果からすでに明らかになっていました。そこで、遺伝子はどうなっているのかが次の重要な問題でした。

当時はまだ、MBPの遺伝子はクローニングされていませんでした。そこで、渡辺格先生が開設された分子生物学教室でこの研究を開始していた木村穰先生に習いに行き、修行のかたわらMBP遺伝子解析などの研究のお手伝いをしました。

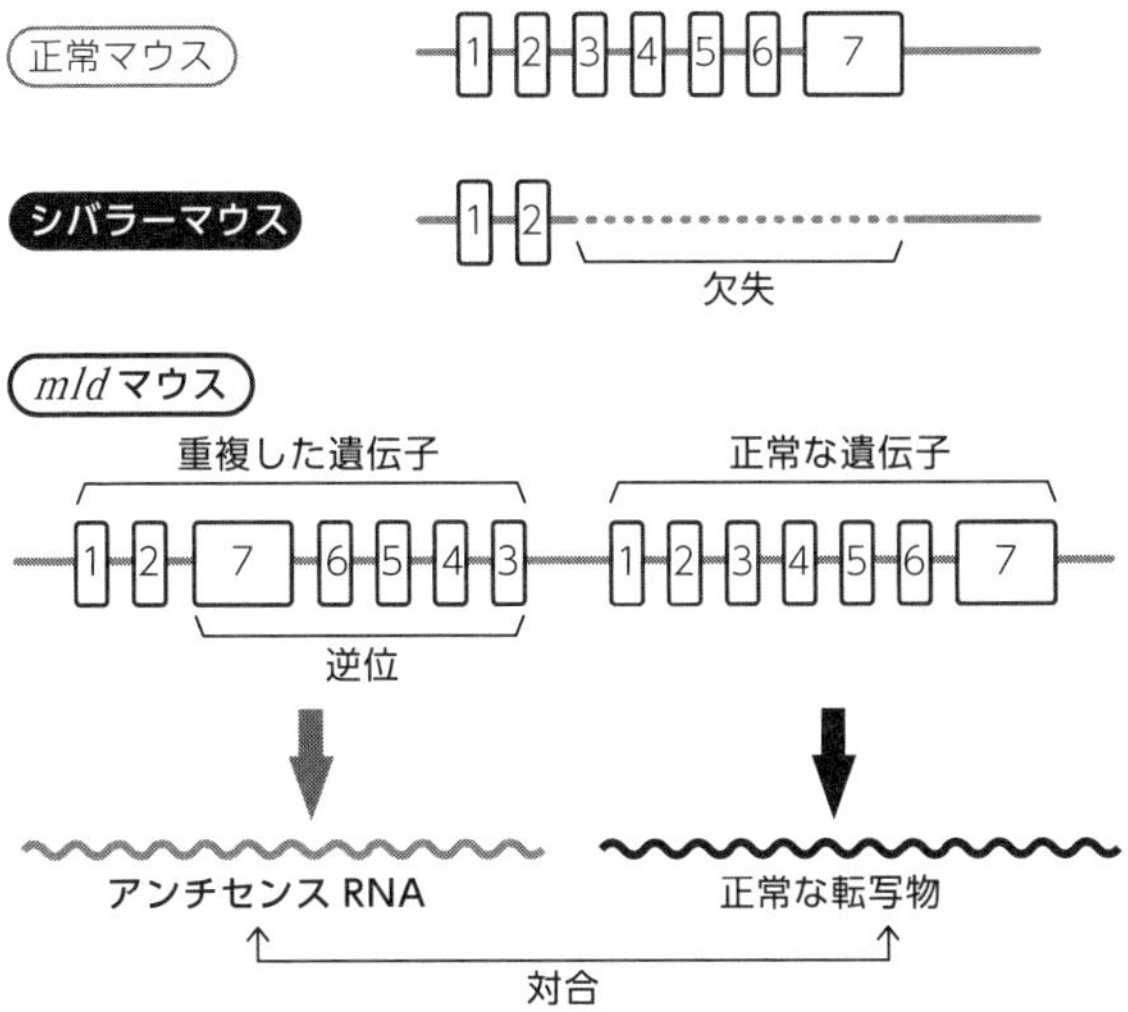

図 6.2　MBP 遺伝子とシバラー変異・*mld* 変異

この過程で、ＭＢＰ遺伝子は七つのエキソン（蛋白質をコードする遺伝子部分）からなり、使われるエキソンの違い（選択的スプライシング）で四種類のＭＢＰができること、そして、シバラー変異ではこの遺伝子の三番目から七番目までのエキソンが欠失しており、その結果、機能する蛋白質ができないことが明らかとなりました（図６・２）。こうして、ミエリン形成不全という病気の過程を、遺伝子から理解することが可能になったのです。

その後、私は御子柴先生の大阪大学蛋白質研究所での教授就任とともに、大阪へと移りました。

大阪大学の蛋白質研究所には、蛋白

質化学や構造生物学、分子生物学の本格的な研究者が大勢いて、非常に勉強になりました。私は、大阪大学でもＭＢＰ遺伝子の研究を続け、シバラーと同じＭＢＰ遺伝子に変異のある（同座性の）*mld*というミュータントマウスの解析を行ないました。*mld*変異はＭＢＰ遺伝子の欠失ではなく、何と遺伝子の一部が縦に二つ並ぶという重複が起きており、（上流に位置している）遺伝子コピーでは、三番目から七番目までのエキソンが逆位になっていることが明らかとなりました（図６・２）。

では、なぜこのような遺伝子の構造の異常で、ミエリンの形成不全が起きているのでしょうか。実は、逆位になっている遺伝子コピーから作られるＲＮＡが、内在性のアンチセンスＲＮＡとなって、これが正常のＭＢＰ遺伝子の転写産物と対合して二本鎖ＲＮＡを形成するために、ＭＢＰが作られなくなることを明らかにすることができました。

後の二〇〇六年に、アンドリュー・ファイアーとクレイグ・メローが、ＲＮＡ干渉という現象でノーベル生理学・医学賞を受賞しましたが、ひょっとしたら同じようで少し違う未知の新しいメカニズムが、ここでも働いているかもしれません。ＲＮＡ干渉は、短い二本鎖ＲＮＡが、蛋白質と結びついて、同じ塩基配列をもつメッセンジャーＲＮＡを特異的に分解することで、遺伝子の発現（蛋白質の合成）を抑えてしまう現象です。一九九〇年ごろの解析精度では、詰め切れませんでしたが、また解析してみるのも面白いかもしれないと思っています。

これらの研究成果は、『ＥＭＢＯジャーナル』というヨーロッパの権威のある学術誌に発表し、この一連の研究で一九八九年の夏に慶應義塾大学の石川忠雄塾長から医学博士の学位をいただくことができました。

よりよき実験系を求めて

神経系に異常を示すミュータントマウスの研究は、遺伝子－ＲＮＡ－蛋白質－細胞－組織－臓器－個体をつなぐ解析を達成できたという点で、私にとって格好の勉強となりました。ＭＢＰ遺伝子は、これらミュータントマウスの神経異常の原因遺伝子として最初に明らかにされたものでした。

ただ、当時神経系に異常を示すミュータントマウスは、自然に発症したものを系統化したもので、ミエリンの形成異常、小脳の異常、大脳皮質の形成異常、代謝異常、てんかんなどを含め、世界的にも一〇～二〇系統しか得られていませんでした。それぞれの系統は、メンデルの法則に従ってきれいに神経系の異常を示しましたので、これらの異常は単一遺伝子の変異による表現型の変化です。ということは、これら一〇～二〇系統すべての原因遺伝子がわかったとしても、神経系において重要な役割を果たす遺伝子うち、ほんの一握りにしか過ぎないのは明白でした。

そうなると、神経系の機能の基盤となる重要な遺伝子の全貌を明らかにするのは、別のアプローチが必要になると考えました。そして、より強力な遺伝学的な解析が可能なショウジョウバエで神経発生遺伝学的な研究を始めるために、アメリカのジョンズ・ホプキンス大学医学部のクレイグ・モンテルの研究室に留学することにしました。

7 神経再生への広がり

私が、神経再生の研究に取り組むきっかけとなったのはムサシという遺伝子との出会いでした。この遺伝子は、アメリカに留学していたときに、ショウジョウバエで見つけたものです。日本に戻り、ショウジョウバエから哺乳類へと対象を移す過程で、ムサシが哺乳類の神経幹細胞のマーカー分子となることがわかり、以来、四半世紀にわたって中枢神経系の再生を追い求めてきました。

まずは、この契機となったショウジョウバエのムサシ変異から紹介しましょう。

ムサシ遺伝子の発見

ジョンズ・ホプキンス大学では、ショウジョウバエの神経系に異常を示す変異体のスクリーニングを行ないました。ムサシ変異とRNA結合蛋白質をコードするムサシ遺伝子は、この研究の過程で発見したものです。その後、中村真博士(現在、松山大学准教授)らと、構造・

機能解析を行ないました。

ムサシ変異体は、ショウジョウバエの目の網膜の電位に異常を示す変異体として見つけたものですが、背中の感覚毛が、一カ所から二本生えているという特徴を持っていました(図7・1)。ショウジョウバエの感覚毛は、毛と毛穴とニューロンとグリア細胞の四種の細胞がそろってはじめて機能するのですが、ムサシ変異体では、ニューロンとグリア細胞の代わりに、毛と毛穴の細胞が二つずつできて、毛が二本生えてくるのです。

その過程を詳しく調べていくと、ニューロンとグリア細胞を作る神経系の細胞系譜と毛と毛穴を作る非神経系の細胞系譜において、共通の外胚葉系の前駆細胞であるSOP(感覚前駆細胞)から分かれるときの細胞分裂のパターンに異常が起きることがわかりました。本来野生型の正常なショウジョウバエでは、SOPから非神経系の中間の前駆細胞であるⅡa細胞と神経系の前駆細胞であるⅡb細胞がそれぞれ一つずつでき、それぞれがさらに分裂して五種の細胞ができてきます。このように一つの前駆細胞から、異なる娘細胞ができてくるような分裂を非対称性分裂と呼んでいます。

ところが、ムサシ変異体では、SOPが非対称的に分裂できないために、SOPから非神経系のⅡa細胞が二つできてしまいます。その結果、本来神経系のニューロンや細胞などの細胞を生みだすはずであったⅡb細胞由来の神経系の細胞系譜が、Ⅱa細胞由来の非神経系

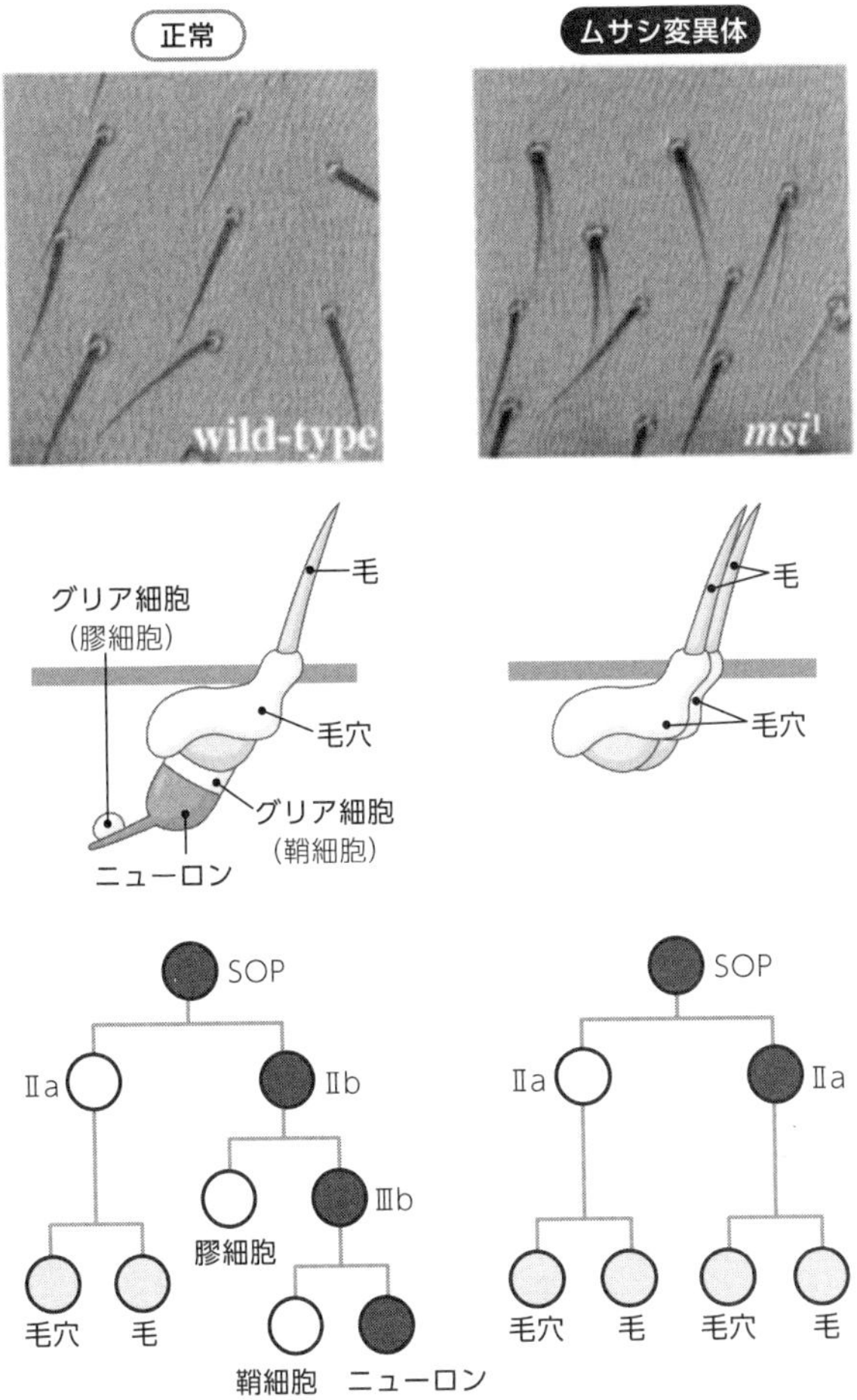

図 7.1　感覚毛の形成とムサシ変異.(Okano, H. et al.: J. Cell Sci., 115: 1355-1359, 2002 より改変)

の細胞系譜である毛を作る細胞や毛穴を作る細胞へと変わってしまうのです。この現象を「形質転換」と言います。その後、毛を作る細胞が二つ作られ、毛が二本出現するという「二刀流の表現型」が現れることになります。ムサシという名前は、毛が二本出現することから、二刀流の宮本武蔵に由来します。

この結果は、一九九四年に『ニューロン』という学術誌に発表しました。しかしこの時点では、ムサシがRNA結合蛋白質であることはわかっていましたが、どのようなメカニズムでSOPの非対称的分裂の異常を起こすのかは、よくわかりませんでした。

ムサシはいったい何をしているのか

ジョンズ・ホプキンス大学のクレイグ・モンテルの研究室から帰国した私は、ショウジョウバエのムサシ遺伝子産物によるSOPの非対称性分裂の制御機構の研究を続けました。しかし、ムサシ遺伝子を最初に報告した一九九〇年代初頭は、RNAに結合する蛋白質の機能やそれが結合するRNA配列を解析する方法が確立されておらず、ムサシの機能解析は、なかなか進みませんでした。このため「ムサシがいったい何をしているのかよくわからない」という批判を何年にもわたって浴び続けました。

この批判に発奮して、何としてでもムサシ遺伝子産物の機能を解明しようという執念の解

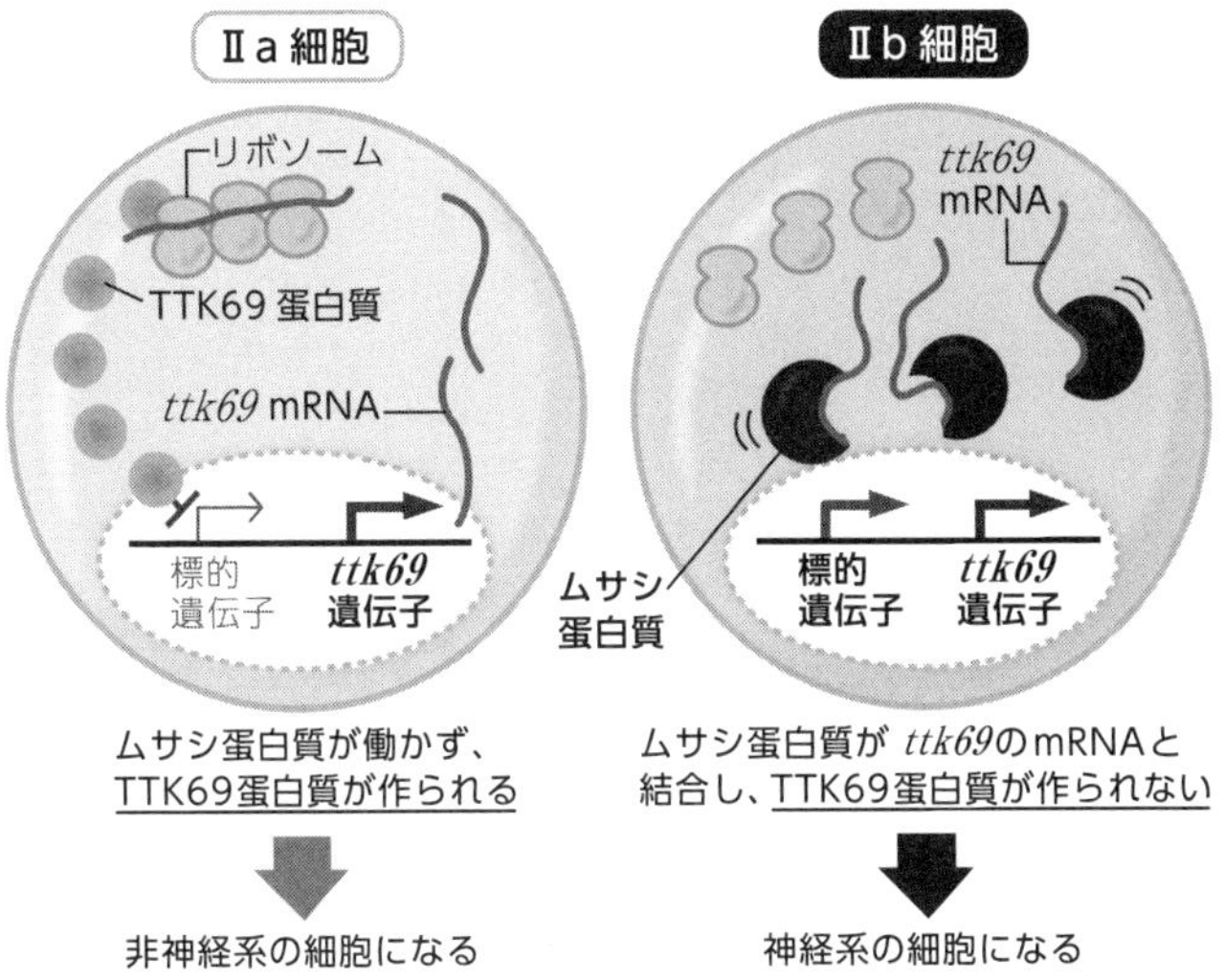

図 7.2　ムサシ蛋白質による翻訳制御

析を続け、ついにSELEX法という方法を駆使し、ムサシが制御している遺伝子を明らかにし、作用のメカニズムの少なくとも一部を解明しました。

ムサシ蛋白質は、神経分化抑制因子であるTTK69（Tramtrack69）という分子のメッセンジャーRNAの翻訳（蛋白質合成）をⅡb細胞でだけ選択的に抑制することで、Ⅱb細胞の神経系前駆細胞としての分化を誘導していたのです（図7・2）。

実は、*ttk69*遺伝子のメッセンジャーRNAへの転写は、Ⅱa細胞でも、Ⅱb細胞でも同じように起きているのですが、Ⅱb細胞ではムサシ蛋白質によって蛋白質への翻訳が抑制され、神経分化抑制因子として働くＴＴＫ６９蛋白質はⅡａ細胞でだけ作られ、その結果として、Ⅱａ細胞では神経前駆細胞への分化が抑制されることがわかりました。

翻訳段階での遺伝子発現調節が非対称性分裂を制御している点が興味深いと評価され、この研究成果は二〇〇一年に『ネイチャー』誌に掲載されました。また、分子細胞生物学の教科書でも解説されています。ただこの解析には一〇年近い時を要したのです。

哺乳類では神経幹細胞に

ジョンズ・ホプキンス大学から大阪大学に戻った私は、御子柴研究室の東京大学医科学研究所への移転と同時に、一九九二年に東京大学医科学研究所へと移りました。一九九二年の四月には、大学院生として御子柴研究室に入って来た榊原伸一くん（現在、早稲田大学教授）と、哺乳類のムサシ遺伝子（哺乳類相同分子）を探し、クローニングしました。一九九四年には筑波大学で分子神経生物学研究グループの教授として独立した研究室を持つことができ、一九九六年には大阪大学医学部の神経機能解剖学研究部へ移りました。

この過程で榊原くんをはじめとした私たちの研究グループは、ショウジョウバエと哺乳類のムサシの機能解析を続けました。興味深いことに、ムサシは無脊椎動物からヒトに至るまで保存された遺伝子ファミリーを形成することがわかりました。そして、脊椎動物では、いくつかのムサシファミリー遺伝子が見つかりましたが、その一つであるムサシ1（*Musashi-1*）は、胎生期だけでなく成体の中枢神経系において、神経幹細胞あるいは神経前駆細胞に強く発現していることが一九九六年に明らかとなりました。

そして翌一九九七年には、ムサシ1を指標にマウスの成体の神経幹細胞の分布を詳細に解析した論文を発表しました。また、私たちの研究室では、ムサシ1を機能できないようにしたノックアウトマウスを作成したり、ムサシ1蛋白質がどのようなRNA配列に結合するかを調べ、ムサシ1自身が神経幹細胞の維持に重要な役割を果たしていることを示す基礎的な研究を展開していきました。

ムサシ1の機能解析は、私たちにとって、「幹細胞生物学」という切り口からニューロサイエンス研究を行なうという大きなきっかけとなりました。そして、それは今日に至っています。

最近では、ムサシ遺伝子産物が幹細胞の維持だけではなく、細胞のがん化にも深くかかわっていることも明らかになってきました。がんの発生母体が幹細胞かもしれないという「がん幹細胞」仮説が最近では常識となっている現状を考えると、「なるほど」と頷けるところがあります。現在、私たちはムサシを標的とした創薬を目標とする研究を開始しています。

目標はベッドからベンチまで

私が教授をしていた当時（一九九七〜二〇〇一年）の大阪大学医学部は、免疫学の研究で世界的な権威であり、内科学の教授でもあった岸本忠三先生が医学部長をされ、細胞死研究の長田重一先生、一分子イメージングの柳田敏雄先生など、それぞれの研究分野のトップランナーがひしめいていました。新米の教授であった私には大きなプレッシャーでもありましたが、とてもエキサイティングな研究環境でした。そんな中で最も影響を受けたのが、岸本先生でした。

岸本先生は、ＩＬ－６（インターロイキン６）（4章にも出てきました）という免疫系の制御因子を発見し、その受容体を明らかにし、そしてさらにそのシグナルが受容体から細胞内に伝わっていく過程や、その後どのような免疫現象を起こしていくかについて、生命科学の歴史に残るような仕事を次々に展開していました。

私がさらに衝撃を覚えたのは、ＩＬ－６受容体の機能を阻害する抗体を作成し、その抗体を、キャッスルマン病、若年性特発性関節炎、慢性関節リウマチなどの免疫難病の患者さんの治療に応用し始めたことです。

岸本先生のグループと中外製薬が共同開発した、このＩＬ－６受容体の機能を阻害する抗体（ヒト化モノクローナル抗体：トシリズマブ、商品名アクテムラ®）は、その後の治験で安全性と有効性が確かめられ、二〇〇五年四月には国産初の抗体医薬品として製造承認を取得しました。二〇一一年四月時点で国内では一万名以上の患者さんに投与され、ヨーロッパやアメリカでも承認されるまでに至っています。

留学中にも臨床（ベッド）から基礎（ベンチ）、基礎から臨床の両方向性の研究の重要性を標榜する研究者に何人も会いましたが、本当にここまでやってしまう研究者には、なかなかお目にかかれませんでした。大阪大学では、そのような方が医学部長をされていたということもあり、私も基礎研究の臨床応用という側面にも次第に興味を持つようになりました。しかし、なかなか取りかかりがなかったというのが正直なところでした。

ヒトへの応用の第一歩

そんな時に起きた転機が、1章でも紹介したアメリカの当時コーネル大学医学部のスティーブン・ゴールドマン教授と始めた共同研究でした。この時もポイントとなったのは、ムサシ1でした。ムサシ1を指標として、成人の脳の脳室周囲に神経幹細胞様の細胞を見いだし、一九九八年に論文として発表しました。

私たちは、先ほど紹介した一九九七年の論文の段階で、マウスの成体の神経幹細胞でムサシ1の発現を確認していましたので、ヒトの大人の脳で神経幹細胞様の細胞を見つけたことは、正直驚くほどではありませんでしたが、ヒトへの応用の第一歩を踏みだしたという実感を覚えました。

当初予想していなかったことですが、この成果は、新聞などで報道され、「神経再生への応用の可能性」といった文面が記事の中にも見られました。ショウジョウバエとマウスで起こっていた現象がヒトでも確認できたことは、いわば狙っていたことでもありますが、このように世間での受け止められ方が違っていたことは、非常に新鮮であり、また、プレッシャーを感じるものでもありました。

やがて、患者さんやその御家族から、神経難病を治して欲しいという内容のお手紙をいただくようになりました。そしてその中には、脊髄損傷の患者さんからのものもあり、医学部生の時のKさんとの会話を思い出しました。岸本先生の影響もあったのか、自分の研究を活かして、神経再生医療を実現し、これまで治らなかった患者さんを、なんとか治していこうと思うようになりました。

その戦略として考えたのが、1章で述べた、内在性の神経幹細胞の活性化と、神経幹細胞を含む細胞移植の二つの方法です。まず私たちは後者の神経幹細胞などの移植という方法についての研究を開始しました。

細胞の移植に先立ち、私たちは、まず、脊髄損傷とパーキンソン病の治療を目標に、移植に使う細胞を分離する方法の開発に取り組みました。神経幹細胞にはムサシ1が、ドーパミンニューロンにはチロシン水酸化酵素が特徴的に発現していることを活用して、これらの細胞にＧＦＰ（緑色蛍光蛋白質）を作らせるしくみを構築し、これらの細胞をセルソーター（ＦＡＣＳ）で分離する技術を開発しました。そして、これらの細胞を用いて神経再生の動物実験を行なおうと計画しました。

そのためには、ラットやマウスの脊髄損傷やパーキンソン病モデルを作成し、病巣部位にこれらの細胞を移植する必要がありました。これまで、基礎研究しかしていなかった私たちにとっては、未知の世界でしたが、臨床の先生方に教えていただきながら、一歩一歩研究を進め、幸いにも世界に先駆けて成果を出すことができました。このようにして、神経再生に向けて次第に確信を深めてきたのです。

脊髄損傷の再生医療への挑戦

二〇〇一年の春、私は一六年ぶりに母校の慶應義塾大学医学部の生理学教室に戻ることになりました。非常に素晴らしい研究環境を誇る大阪大学医学部を去ることにはかなりの抵抗と不安がありましたが、神経再生の臨床応用を実現させたいと考え、慶應に戻ることにしました。慶應では、特に脊髄損傷の再生医療を標的に、整形外科学教室との大々的な共同研究を開始しました。中村雅也先生や、優秀な大学院生がこの共同研究プロジェクトに参画してくれました。

慶應に戻ってきて良かったもう一つのことは、慶應と長年ゆかりの深い野村達次先生が所長をされていた実験動物中央研究所と共同研究を開始できたことでした。野村先生には、小型の霊長類（新世界ザル）であるコモン・マーモセットを用いた動物実験の重要性を大変な情熱を持って教えていただきました。

マウスやラットといった齧歯類の脊髄は、解剖学的にも生理学的にも私たち人間とはかなり違います。したがって、脊髄損傷という疾患を考えると、マウスやラットの脊髄損傷モデルで開発された治療法が、必ずしも人間の脊髄損傷の治療として有効でない可能性が出てきます。

だからといって、動物実験なしに人間の患者さんへの新しい治療法を施すことはできません。実際の人間の患者さんへの新しい治療法を始める際には、どんな疾患でも動物実験を行なって、安全性と有効性を確かめる必要があります。もし、齧歯類モデルでの実験だけでは問題があるのなら、霊長類モデルが必要になるのです。

そこで、私たちの慶應の生理学教室、整形外科学教室と実験動物中央研究所の三位一体の共同研究により、マーモセットの脊髄損傷モデルを開発したのです。

このマーモセットの脊髄損傷モデルは、その後、日米で特許が成立し、いくつかの製薬企業の新薬開発に応用されています。この一つが、ＨＧＦ（肝細胞増殖因子）です。クリングルファーマ社というバイオベンチャーは、私たちと共同でマーモセットの脊髄損傷モデルを用いてＨＧＦ髄腔内投与の安全性と有効性を確認し、この成果に基づき、二〇一四年六月に急性期の脊髄損傷の患者さんを対象とした治験を開始しています。

このマーモセットの脊髄損傷モデルは、まず神経幹細胞の移植の効果を調べるために用いられ、二〇〇五年に論文として発表しました。胎児由来の神経幹細胞が倫理的な理由により神経再生のための臨床に使えないとわかり、私たちはかなりがっかりしましたが、これが二〇〇六年のｉＰＳ細胞を用いた神経再生研究を始める大きな転機につながりました。その後のｉＰＳ細胞技術を用いた脊髄損傷の再生医療の開発の道のりは、４章に述べた通りです。

思わぬ方向への研究の展開

二〇〇一年のマーモセットとの出会いと二〇〇六年のｉＰＳ細胞研究との出会いは、再生医療研究ばかりでなく、さまざまな方向の研究の展開にもつながりました。

マーモセットが繁殖能力に優れていることに着目し、私たちは実験動物中央研究所の佐々木えりか博士と共同で二〇〇五年にはマーモセットのＥＳ細胞を開発し、二〇〇九年にはついにコモン・マーモセットで遺伝子改変動物を作りだすことに成功しました。遺伝子が導入された第一世代だけではなく、第二世代でも導入遺伝子の発現が認められ、次世代まで導入遺伝子が受け継がれた霊長類の作出は世界で初めてでした。

また、この遺伝子改変技術を用いてヒトのパーキンソン病、アルツハイマー病や筋萎縮性側索硬化症（ＡＬＳ）などの神経難病のモデル動物の作成に成功しました。特に、パーキンソン病モデルマーモセットの病態解析の研究では、震顫《しんせん》（ふるえ）、寡動（動きが少なくなる）、固縮（筋肉のこわばり）などの運動障害が出現する前の異常を見いだすことができ、今後の病態解析や早期発見、さらには症状の進行を遅らせる薬の開発に大きく貢献できるものと期待できます。

一方、私たちは、ゲノム編集という最新の技術を用いて、免疫不全症や自閉症関連疾患のモデルマーモセットを作りだすことにも成功しています。

これらの疾患モデルマーモセットを用いることによって、これらの疾患の病態解析や前臨床研究を大きく前進させていきたいと思っています。

ヒトの神経疾患や精神疾患研究は、いろいろな意味で難しい点があります。それは、（１）疾患モデルマウスが必ずしもヒトの病態を反映しない点、（２）ゲノムでの遺伝子変異と表現型の因果関係を証明することが難しいことがある点、(3)死後に解剖した脳の解析だけでは、疾患のオンセット(起き始めた時)に、脳内で何が起きているかを知ることが困難である点、(4)実際に疾患に伴う臨床症状を引き起こす責任神経回路が多くの疾患で未だに特定されていない点があげられます。

逆に言えば、これらを克服する技術を開発することは、ヒトの神経疾患や精神疾患の病態の理解や新しい治療法の確立につながるものと期待できます。これらの問題の克服には、iPS細胞技術や遺伝子改変霊長類を用いた解析が大いに期待されているところです。

私たちの研究グループは、国内外の研究グループと共同で、アルツハイマー病、パーキンソン病、ALSなどの神経変性疾患、難治性てんかん、ミエリン形成不全症、自閉症などの小児神経疾患、統合失調症などの精神疾患、網膜色素変性症、遺伝性の難聴などの感覚器疾患の患者さんからiPS細胞を樹立し、病態解析を進めています。この中のいくつかの疾患については、試験管内での表現型の回復を指標に治療薬のスクリーニングを行ない、いくつかの候補化合物を得るところまで来ています。今後、実際の患者さんへ投与する臨床研究を進める準備を始めている疾患もあります。

iPS細胞、コモン・マーモセット、この二つの技術の奇しくもいずれもが、私たちが脊髄損傷の再生医療の確立を目指す中で派生してきた技術です。やはり、あることを可能にするための技術開発は、多くの副産物を生みだしてきたということであり、こちらもとても面白くなってきています。

今後も、さまざまな技術を開発することにより、これまで不可能であった「中枢神経系の再生」を可能なものにしていきたいと思っています。

あとがき

本書の初稿を脱稿したのが二〇一五年夏です。思えば、私たちが本格的に神経再生の研究を開始してから一七年になります。ご一読いただいておわかりいただけたかと思いますが、私たちがムサシ遺伝子をショウジョウバエで見いだし、その哺乳類相同分子が神経幹細胞マーカーであることがわかり、さらにはこれを手がかりとしてヒト成体神経幹細胞が見いだされ、私たちの興味も一気に臨床応用を意識した神経再生へ集中していきました。

胎児細胞、ES細胞を用いることの倫理的な問題に逡巡していたころに登場したiPS細胞技術を活用した神経再生研究を開始したのが二〇〇六年と九年前です。マウスさらにはヒトiPS細胞を用いて、iPS細胞由来神経幹細胞を誘導する技術を開発しつつ、マウスやサルの脊髄損傷モデルに移植し、安全性と有効性の確認を進めてきました。

そして、二〇一五年八月には京都大学iPS細胞研究所から臨床用のヒトiPS細胞が各研究機関や企業に配布されました。現在この細胞を活用して、実際の脊髄損傷の臨床に用いるiPS細胞由来神経幹細胞の調整を開始するに至りました。臨床応用開始まで、もう一息のところまでこぎ着けました。

この一連の過程で、基礎研究の仲間たちとの交流に始まり、臨床医学の医師や研究者との連携、バイオベンチャーや製薬企業との共同研究、厚生労働省やＰＭＤＡ（医薬品医療機器総合機構）などの規制当局の方々との双方向的情報交換、日本せきずい基金をはじめとする患者さん団体との交流、国際的な幹細胞研究者との連携など、毎年毎年、人の輪がどんどん大きくなるのを実感しました。それだけ、この再生医療が多くの人々の協力によって成り立っていることを物語っていると思います。

今後再生医療が、さらに役に立つ医療技術として根づくには、基本に戻り、ゲノム研究、がん研究、疾患研究、脳科学との深い連携により、学問的に再生医療研究を深めていくことが重要であることは言うまでもありません。この領域に優秀な若い人々が参入してくれることを願って止みません。

最後に、本稿をまとめるにあたり、私の総説や講演記録などを基に書き起こした部分があることを申し添えます。

岡野栄之

1959年生まれ．1983年慶應義塾大学医学部卒業．医学博士．慶應義塾大学医学部生理学教室助手，大阪大学蛋白質研究所助手，東京大学医科学研究所助手，筑波大学基礎医学系分子神経生物学教授，大阪大学医学部神経機能解剖学研究部教授を経て，2001年から慶應義塾大学医学部生理学教室教授．2015年から慶應義塾大学医学部長．専門は分子神経生物学，発生生物学，再生医学．著書に，『ほんとうにすごい！ iPS細胞』(講談社，2009年)，『脳の再生——中枢神経系の幹細胞生物学と再生戦略(脳科学ライブラリー)』(朝倉書店，2014年)などがある．

岩波 科学ライブラリー 246

脳をどう蘇らせるか

2016年1月22日 第1刷発行

著 者 岡野栄之《おかのひでゆき》

発行者 岡本 厚

発行所 株式会社 岩波書店
〒101-8002 東京都千代田区一ツ橋2-5-5
電話案内 03-5210-4000
http://www.iwanami.co.jp/

印刷・理想社 カバー・半七印刷 製本・中永製本

ISBN 978-4-00-029646-5 Printed in Japan

●岩波科学ライブラリー〈既刊書〉

241 辻本悟史
大人の直観vs子どもの論理
本体一二〇〇円

直観に頼ると失敗する？ ヒトは成長すれば論理的になっていく？ 実は、子どもの脳は想像以上に論理的で、大人の脳は意外なほど直観的。それが「うまくやっていく」秘訣であることを、脳の機能と発達の仕組みから解明する。

242 中川 毅
時を刻む湖
七万枚の地層に挑んだ科学者たち
本体一二〇〇円

水月湖が過去5万年の時を測る「標準時計」として世界に認められるまで二十数年。「年縞」を手に、研究チームはどのように始まり花開いたか。国境を越えた友情とライバルとの戦い、挫折と栄光とを、当事者が熱く語る。

243 片岡龍峰
オーロラ！
本体一三〇〇円

オーロラの真の姿に迫る試みはまだ道半ばだ。光のエネルギーの源はどこか？ 実は目にも止まらぬ速さで瞬いている!?——極地での奮闘とともに最新研究を熱く伝える、新機軸のオーロラ入門。［カラー8頁］

244 川原繁人
音とことばのふしぎな世界
メイド声から英語の達人まで
本体一二〇〇円

「あ」と「い」はどっちが大きい？「ゴジラ」と「コシラ」は？ 文字そのものに大小がないはずなのに、人はなぜか音で聴くと大小を感じる。あるいは発話の中に存在しない音が聞こえる。音と脳をめぐる新しい科学へ誘います。

245 星野 保
菌世界紀行
誰も知らないきのこを追って
本体一三〇〇円

北極、南極、そしてシベリア。大の男が這いつくばって、世界中の寒冷地にきのこを探す。大型動物との遭遇、鯨飲、泥酔、そして拘束。雪や氷の下でしたたかに生きる菌たちの生態とともに綴る、爆笑・苦笑・失笑必至の〈菌道中〉。